いのちを癒す氣の力
ホリスティックヒーリング

日本ホリスティック
医学協会名誉会長
帯津良一

龍神レイキ創始者
川島伸介

Prologue

心とからだの生命力を高めるのは自分自身

私ががん治療に携わって2024年で63年、人間の歳で言えば還暦を超えています。

長年、大勢のがんの患者さんに向き合ってきて改めて思うのは、新薬や治療法の開発によって、あるいは医師の腕や経験が磨かれることで、がんの治癒率が高まるわけではないということです。それよりも医療の現場が、本来の温もりを取り戻すことの方がはるかに大事だと思います。

医療というのは、患者さんを中心に、ご家族、医師や看護師をはじめ、関わる医療者が共に作り出す〝場〟の営みです。温もりのある〝場〟に身を置くことで、患者さんの内側の自然治癒力、自然免疫力が働き始め、からだが自ら治ろうとするのです。私は自分の病院をスタートさせた時から、周りのスタッフに徹底して伝えてきました。

本書の中でのちに説明しますが、人間は皆、生きるかなしみを抱いて生きています。ですから、お互いの生きるかなしみを理解し、自らのかなしみを慈しみ、相手のかなしみを敬い合うことができれば、そこに思いやりが通うようになり、自ずと温もりが溢れてきます。

このように一人ひとりが、自らの内なる生命場のエネルギーを高めながら、他の人への思いやりを持ち、寄り添うこと。エネルギーは波及しますから、その場に身を置くすべての人の内なる生命場のエネルギーが高まり、また共有する医療という場のエネルギーが高まるというように、好循環が起こってくるのです。

その結果、患者さんは病を克服し、他の人たちもそれぞれ癒されていきます。それが本来のあるべき医療の姿だと思うのです。

そのことを、私は30年もの間、書籍でも講演でも、ずっとお伝えしてきました。

4年ほど前から世界的なパンデミックが起こったことで、医療に対する認識が、人によって大きく分かれてしまったと感じています。医療に一番必要な温もりが、ますます失われてきてしまったと感じています。これは由々しき問題です。

逆の見方をすると、医療や医学のあり方が根本的に変わるところにきているとも言えるでしょう。

病気は医師が治してくれるもの、薬が治してくれるもの、病気を予防するにはワクチンが一番などと、常に外側の力に頼る意識の人が、現代はとても多くなっていることを危惧しています。

その考えをいったん横に置いて、自分自身の内側に目を向け、生命を動かしている力があることに気づいてください。

意識しなくても、常に呼吸をして新鮮な空気を取り込み、心臓が動いていて血液が全身に運ばれ、細胞の新陳代謝が行われ、脳神経が働いて思考し、五感を通して心が反応しさまざまな感情を味わい、食べ物を消化して受け取った栄養からエネルギーを作り出し……、そうやって私たちのからだの生命活動は、一瞬たりとも休むことなく営まれているわけです。

人のからだの中には元々、自分自身の不調和を調整し、自らを治そうとする力が備わっています。その自然な力を引き出すことを得意とするのが、目に見えないエネルギーです。

川島伸介さんは、エネルギー療法の第一人者で、レイキと呼ばれる日本発祥の技術を独自に探求し、「龍神レイキ」に進化させた方です。

エネルギーが患者さんのいのちの〝場〟に作用し、内側のバランスが取れて正常な生命活動が行われるようになれば、自ずとからだと心において不調和な状態が整っていきます。病気の症状が改善されていくのです。

川島さんの龍神レイキも、いのちの場への働きかけがダイナミックに行われているのでしょう。余命宣告された死の淵から復活を遂げて、いまは充実した日々を送る方がいたり、先天的な病の子どもが自らの意志で困難を克服していたり……。龍神レイキを受けて、そのような一般的に奇跡と呼ばれる現象を体験している方が大勢いると、川島さんから伺いました。

私が取り組んできたさまざまな代替療法も、患者さんの自然治癒、自己調整の力を取り戻すためのアプローチです。

病気が治るのは、医療者や施術者の力ではありません。すべての人に備わる内側の力です。つまり、心とからだの生命力を高めるのは自分自身なのです。そこに例外はありません。それなのに現代人の多くが、内なる力をないがしろにしています。

では、私たちのいのちを動かしている力の正体とは、何なのでしょうか?

そして、その力はいったいどこから来るのでしょうか?

その答えのヒントを、本書を通して、川島さんと一緒に探ってみたいと思います。

帯津良一

医学博士・帯津三敬病院名誉院長・日本ホリスティック医学協会名誉会長

もくじ

第3章

「ホリスティック医学」と「龍神レイキ」（川島伸介）

第4章

「龍神レイキ」で世界を癒す（川島伸介）

特別対談

人生100年時代の「心とからだを癒す生き方」
「氣」を巡らせて生命力を高めよう！

第１章

日本における「ホリスティック医学」の歩み

帯津良一

日本一のがんセンターで外科医としての腕を磨く

はじめに、現在に至るまでの私の医師としての歩みを、かいつまんでお話しさせていただきます。

現在は、多くの方に「ホリスティック医学の帯津」と認識されていますが、私の医師人生のスタートは、バリバリの西洋医学で、外科医でした。

１９６１年、東京大学医学部を卒業した後、私が最初に配属されたのは東大病院の第三外科でした。それが外科医としての始まりで、約20年間は、食道がんの手術ばかりやっていました。

その頃の食道がん手術は、時間がかかって出血も多く、どんなに手を尽くしても術後の合併症が避けられないという、かなり難しいケースが多い状況でした。

１９７５年、静岡の共立蒲原総合病院で外科部長を務めていた時、都立駒込病院にがんセンターが設けられることになりました。私は上司のひと声で、食道がんの手術のエキスパートとしてそちらへ行くことになったのです。

最新の医療機器や集中治療室（ＩＣＵ）を完備した都立駒込病院は、その当時、誰もが認める日本一の医療施設でした。

当然、そこへ集められた医師と看護師、薬剤師、そして、コ・メディカルの人々は、全国各地の病院で経験と実績を積んできた優秀な人材ばかり。選ばれてきたのだから、ここでいい仕事をしようという気概があり、「我々の手で、患者さんのがんを克服するんだ」という意気込みと使命感を、全員が持っていたと思います。

駒込病院ができてからは、外科医の手技のレベルアップはもちろん、術前の画像診断が向上したことで、非常にスマートな手術になりました。さらにＩＣＵの普及と、優秀なスタッフたちによる質の高い看護が加わり、術後管理が非常に良い環境で行われるようになったことも確かです。

食道がんは手術成績が著しく向上したことで、時間がかからず輸血の必要もない、従って術後の合併症も少ないという、胃がん手術にも並ぶ良好な手術が当たり前になっていきました。

駒込病院に籍を置いていた１９７０年代後半は、私自身、常に高い志気を維持して、食道がんの手術に精を出していたものです。

手術を終えて患者さんをＩＣＵに預け、落ち着いている様子を見届けると、私はほっとして病院を抜け出すのがルーティーンでした。ひと仕事終えた達成感を、一杯のビールと共に味わうのが、何よりの楽しみだったのです。

とはいえ、そこで任務を終えるわけではなく、ＩＣＵに入った患者さんに何かあった時に対応できるよう、手術の日は帰宅することなく、必ず病院の当直室に泊まるようにしていました。

万一に備えるものの、私の出番の機会はほとんどなく、患者さんは4日ほどで一般病棟に移り、順調に回復してじきに退院していくのが常でした。

がんセンターができてから、間違いなく手術の成果は向上したのです。けれどもその当時はまだ、手術後の補助療法が確立されていませんでした。抗がん剤はあったものの、医師によって使ったり使わなかったりという状況でした。

確かな使用法を打ち出せていなかったことも関係してか、患者さんが退院して何ヶ月かすると、がんを再発してまた病院に戻ってくるケースが非常に多かったのです。それは執刀医として、大いに考えさせられ悩まされる現実でした。

食道がん治療の最前線で感じた西洋医学の限界

手術がうまくいって術後の管理も万全で、どこにも落ち度はないはずなのに、なぜ再発してしまうのだろう？

日本一の環境で、現代医学の最先端医療を実践しているにもかかわらず、病気を治せないのはどうしてだろう？

再び患者さんと顔を合わせることになるたびに、そうした疑問が膨らんでいきました。再発が後を絶たない状況に、私はいつしか西洋医学の限界を感じ始めたのです。

すでに症状が現れている患部を治療することにかけては、西洋医学が最も長けていることは間違いない。けれど、その周囲の臓器やからだ全体とのつながりをみようとしていない。本来、人の肉体に備わっている生命力や治癒力を活かそう、という発想をしていない。いのち全体をみていないという点が、がんの再発率を高めている一つの要因ではないだろうか？

徐々にそのような考えに至り、「西洋医学だけでがんを治すには限界がある」と感じたのです。この気づきが、私にとって新しい学びの始まりでした。

そして、西洋医学が捉えていない、いのちの全体をみることをしたらいいのではないか、目に見えないつながりをみる療法を組み合わせたらいいのではないか、という思いが湧き上がりました。

中国医学にはエビデンスがない？

いのち全体をみるといえば、陰陽五行思想の中国医学です。診断や治療法を示す方法論を「弁証論治《べんしょうろんち》」といって、これが中国医学の考え方の基本です。

「証」とは、いのちの歪みのベクトルをさします。いのちがどちらの方向へ、どれだけはみ出しているのかをみて、元の方向へ同じ分のベクトルを押し戻し、歪みを正すということ。そのようにして本来の状態に戻せば、症状が自然と改善されると考えるのです。

中国医学は4000年も前から、いのちの場をみていたわけですが、未だに科学がいのちの解明に至っていません。だから、エビデンスがないのです。

治しと癒しは異なります。西洋医学に代表されるのが治しの医学であり、多くの代替治療法が受け持つのは癒しの医学です。エビデンスという言葉は、医療の現場でよく使われますが、エビデンスは治しの戦術に当てはまるものなのです。

西洋医学サイドからは、「エビデンスがないものは信用ならない」と、けなされてしまうのですが、いのちの世界に斬り込んでいる中国医学の方が、医学としては上位にあると言えるわけです。

ぜひとも中国医学を学ぼうと思った私は、早速、東京都の衛生局へ出向いて、「北京の大学病院へ学びに行かせてほしい」と掛け合いました。その頃は、個人で海外へ行けるような時代じゃなかったのです。

窓口の人に、「何をしに行くのか」と聞かれ、「中国医学が日本のがん治療にどう貢献できるのか、この目で確かめたいんだ」と伝えました。すると、担当者は奥に引っ込み、しばらくしたら出てきてこう言ったのです。

「どうぞ、すぐに行ってください。すべての経費は東京都が持ちますし、北京市がんセンターの受け入れ許可を取りつけますから」

やけによくしてくれるなぁと思っていましたが、その理由を後から聞きました。実は、北京市と東京都は姉妹都市だったこともあり、あちらから日本へ多くの医師が学びに来ていたのだそうです。ところが、日本から中国へ学びに行く人が一人もいなかったので、私が行ってくれたらバランスが取れるということだったのです。

大手を振って、公費で北京市がんセンターへ学びに行かせてもらいました。1980年のことです。この経験が私のその後の人生に、とても大きな影響を与えたことは間違いありません。

中国医学におけるがん治療を学ぶため北京の病院を視察

私を受け入れてくれた北京市がんセンターは、当時、中国における最先端医療の病院で、西洋医学を基盤としていました。鍼の専門家、漢方薬の専門家が揃っているけれど、積極的に中国医学をやっているわけではなく、物足りないと感じました。そんな私の思いに応じるように、あちらの担当者が、市内の別の病院や中国医学の施設への見学を取りつけてくれたのです。

最初に行ったのは、世界的な肺がん手術の名医がいる肺がんの研究所の附属病院でした。驚いたのは、鍼麻酔が行われていたことです。

私が行く4、5年前に、ニクソン大統領が大部隊で見学に訪れ、同行していたハーバード大学のアイゼンベルク教授が鍼麻酔を見て仰天したと、世界へ発信していました。そのことを知っていたので、私も鍼麻酔がどんなものか興味津々でした。

手術室へ入っていくと、まさに3人の外科医が手術に取り組んでいる真っ最中。当てている布に血液が染みている様子で、1時間半ほど経過しているとすぐに判断できました。

手術に集中すべき状況なのに、医師も看護師も一斉に手を止めて、私に歓迎の会釈をしてくれたのです。そんなことは、日本では絶対にないので驚きました。

「ずいぶんのんびりしたものだな」と思って、ふと手術台に横になっている患者さんに目をやると、頭を上げて私に挨拶してきたのです。

よく見ると、外関《がいかん》と三陽絡《さんようらく》の2ヶ所のツボに鍼が打たれている状態です。すぐ横にいた二人の若い中国医学の医師は、患者さんが痛そうな表情になると、鍼の頭をトントンと叩たり、必要に応じて通電させていました。要するに、患者さんは鍼麻酔で痛みを感じないというだけで、意識がしっかりしているわけです。

麻酔薬による全身麻酔で、患者さんを眠らせて手術は行うものと思っている人間には、その光景は驚きでしかありません。アイゼンベルク教授が仰天したのも当然だと思います。

私が入室してから1時間ほど、全体で2時間半ほどを要して、手術は終了しました。その患者さんは、当然のように手術台の上で上半身を起こし、胸帯を巻いてパジャマを着せてもらうと、自力でストレッチャーに移動していました。

そして、私の方を見てにっこり笑って挨拶し、看護師にストレッチャーを押されて手術室を出て行ったのです。

手術の間、患者さんはずっと意識がはっきりしていて、ほとんど負担がない様子でした。終わった直後も、体力を消耗しているようにも見えず、この鍼麻酔はリスクがなくて良さそうだと思いました。

すかさず私は、案内してくれた医師に「鍼麻酔はどんな人にも効くんですか?」と尋ねました。すると「効く人と効かない人がいる」というのです。

私はさらに質問を投げかけました。

「では、どんな人に効くのですか?」

「素直な人です」

「いやいや、患者さんを診察しただけで、そんな性格まではわからないでしょう?」

「それはそうです。だから全員が素直じゃないと想定して、素直な人にしてから手術をするんですよ」

「何をやらせるんですか?」

「気功です!　手術までに3週間やってもらっています」

という意外な答えが返ってきて驚きました。つまりこの病院では、3週間みっちりと患者たちに気功を行ってもらった後に、鍼麻酔で手術を行うというのです。

気功をやったぐらいで人間の性格が変わるものだろうか?　しかも素直な人にだけ鍼麻酔が効くなんて、本当なのだろうか?

次々に疑問が浮かびました。

その当時は、日本の気功家として草分け的な存在で知られる津村喬さんと星野稔さんが、活動を始めたばかりの頃でした。お二人の名前をメディアで知っていましたが、気功がどのようなものか、まだ目にしたことはなかったのです。

見学したいと伝えると、すぐに中庭へ連れて行かれました。そこでは、大勢の患者が円陣を組み、指導者の動きに従ってゆっくりとからだを動かしていました。

私は学生時代に空手をやっていたので、武術を通じてからだの動きや気の流れを理解していました。また、医師になってからは調和道丹田呼吸法を習っていたので、様子を見ていて、「これは呼吸法と同じだ」と直感的に思いました。

その後もいろいろな施設を見学しましたが、視察も終盤に差し掛かった頃、私の中で一番評価が高かったのは気功でした。

「中国医学をがん治療に役立てるとしたら、漢方や鍼治療よりも気功がいいだろう」

それで、ぜひ気功を習いたいと申し出たのですが、案内してくれた医師は取り合ってくれませんでした。中国で何千年も続く気功は当たり前すぎて、最先端医療を誇る病院としては、もっと別のところを見てほしかったのでしょう。

仕方がないので、私は繁華街の本屋に行って、気功に関連する本を20冊ほど買い集めました。帰国後、それらを片っ端から読み漁り、気功について自力で勉強したのです。

私はほとんど中国語がわからないのですが、すべて漢字で書かれているので、文法を知らなくても漢字を読み解くことで、「だいたいこういう意味だろう」と内容を大まかに理解できたのです。あれこれ読むうちに、「気功は調身《ちょうしん》・調息《ちょうそく》・調心《ちょうしん》を極めればいいのだ」と自分の中で整理ができました。

- **調身とは　身（姿勢）を調えること**
- **調息とは　呼吸を調えること**
- **調心とは　心を調えること**

これは坐禅の基本とされている事柄です。

そうであるなら、はるばる中国まで学びに行かなくても、八光流柔術でも丹田呼吸法でも太極拳でも、日本で学べるところがいくらでもあるじゃないか、と思ったのです。

それで、自分なりに良さそうだと思ったものをいろいろと習ってみようと、道場や勉強会に足を運んでみました。そして、やってみて効果に納得がいったものは、どんどん患者さんたちに実践してもらおうと、駒込病院の中で気功を教えることを試みました。

ところが、「調身・調息・調心」の重要性をいくら説明しても、誰も話に乗ってこないし、気功に興味を示してくれません。

それもそのはずで、最新設備の揃った環境と高度先端医療に酔いしれている患者さんたちにとって、「ゆっくりからだを動かして深い呼吸を行う」というだけの気功は、あまりにも地味で魅力がないわけです。

そうした患者さんの期待と要望に応えることを優先し、外科医として徹底して、先進医療に取り組んでいけばいいではないかという考えが、一瞬頭をかすめました。しかし、気功が心身の健康をもたらすうえで、かなり有効なことを自覚してしまった後では、それをなんとか医療に取り入れたいという興味と好奇心が、どんどん大きく膨らむ一方でした。

医師になった当初から、組織の中での出世欲や大学で教えようという気がまったくなく、いずれ開業しようという思いを抱いていた人間ですから、このタイミングで、「自分の病院を作るしかない」と独立を決断したのは、自然な流れだったと言えるでしょう。

理想の医療を実現するために気功道場のある病院を開院

1982年、埼玉県川越市にて、帯津三敬病院をスタートさせました。

私がこの病院を立ち上げた一番の目的は、「西洋医学と中国医学を併せたがん治療を行う場所を、患者さんたちに提供したい」というものでした。いのちの場に切り込んでいかないと、患者さんを救えないという思いが原点にあったのです。

新しい自分の病院を作るにあたり、気功を行うための道場を設けることは、譲れない優先事項でした。建物を作るにあたり、自己資金に足りない分は、融資を受けることになりました。

金融機関に頼みに行くと、担当者は建物の設計図の中に広い道場スペースがあることをすぐに見つけ、「なぜ医療に道場が必要なのか？」と突っついてきたのです。

ところが、道場の重要性や私がやりたい医療について何度説明しても、なかなか理解してもらえません。

「治療に直接関係ないものは作らない方がいい。その方が借りる金額を抑えられますよ」と担当者が言った言葉に、私はムッときました。

「私はこれをやるために開業するんです。道場ができないんだったら、やりませんよ！」

私の本気が伝わったらしく、「それならできるだけ道場を小さくしてください」と、今度は向こうが慌てて態度を変えてきました。

予算的に限界でしたから、その提案を受け入れる形で建物を作り、ベッド数45床に、24畳の道場つきという規模から、私の病院はスタートしたのです（ちなみに40年経った現在、道場は130畳の広さになり、当初の理想を実現できたと満足しています)。

新しい病院に中国医学を取り入れるには、まず我々スタッフが知識を身につけなければなりません。そこで、中国を視察した時に知り合った、片言の日本語を話せる李岩《リ・ガン》さんに協力を依頼しました。

病院近くのアパートを借りて、李さんにそこへ滞在してもらい、連日、診療が終わってから2時間ほど、中国医学の講義をしてもらいました。メンバーは、私、副院長、総師長、薬剤師、鍼灸師。患者さんのため、病院のために、新しい学びをするのは、全員にとって充実したワクワクする時間でした。

時々中国の病院から、李さんの元に漢方薬によるがん治療の研究会が開かれるといった情報が来ました。それは役に立ちそうだと思うと私が中国へ飛んで行き、研究会に参加するなどして、貪欲に学んでいました。

心の領域をカバーするホリスティック医学

そうやって中国医学の良いところを取り入れ、患者さんたちの治療に活かしていくことで、私の病院は患者さんたちの評価も高く、それなりの成果を上げていました。

中国医学は、原因を突き止めることに関してかなり優秀でしたが、心の領域は対象としていませんでした。

がんはからだだけの病ではなく、心やいのちにも深く関係している病気です。それは知識の範囲を超え、日々患者さんに向き合っていて、経験から実感するものでした。

症状のある局所だけを取り除いても、一時的なことに過ぎず、完全な治癒には至らない。他の局所とのつながりや心のあり方も含めて、その人間を丸ごと視野に入れ、起きている現象の全体を俯瞰しないことにはがんは治せないだろう。

西洋医学に代表される〝治し〟と、多くの代替治療法が担っている〝癒し〟を統合する必要があると考えました。

そんな時に出合ったのが、ホリスティック医学（Holistic Medicine）です。これは、からだ、心、いのちが一体となった人間を、丸ごとそのまま捉えようとする医学で、局所をみることに偏るあまり、本来、患者さんに備わる治癒力や生命力を低下させてしまうなど、行き詰まった西洋医学に対する反省から、1960年代、アメリカの西海岸で起こってきたものです。

木を見て森を見ずではいけない。臓器ではなくて人間をみるという、本来の医学の原点に立つものと言えるのです。

第2章
人間を丸ごとみる
「ホリスティック医学」の取り組み

帯津良一

最初は理解されなかった「人間を丸ごとみる」という医学

ホリスティック医学がアメリカから日本に入ってきたのは、1985年のことです。東京医科大学の若い内科の医師が、ホリスティック医学研究会を大学の中で作り、私のような一般とはちょっと外れた医療をしている医師に、「一緒に勉強しませんか」と声をかけてきたのです。話を聞いた私は、迷わず飛びこみました。

賛同した医師たちと定期的に勉強会を開いて、本場から入ってくる知識と情報を元にいろいろ学びを深めていき、2年を経て、協会を立ち上げることになりました。

公的な形で「日本ホリスティック医学協会」が発足したのが、1987年9月。「からだと心といのちが一体となった人間を丸ごとみる」ということを端的に表す日本語がなかったため、「ホリスティック」という言葉をそのまま使いました。

ところが、この考え方を理解してもらうのが、非常に難しいのです。からだしかみようとしない、一般の医療を常識としている人々にはまったく話が通らず、共鳴しないことをたびたび痛感しました。

西洋医学というのは、科学的・分析的な根拠をベースに診断や治療を行いますが、それとは異なるアプローチの中国医学、漢方、鍼、ホメオパシー（※注１）などの療法を総称して「代替療法」と呼ばれています。

現代社会は、西洋医学が中心で、いかにも権威があるように認識されています。けれども実際は、いのちをみている中国医学などの代替療法の方が、広範囲を対象としていて優秀ですし、患者の立場からみても、リスクがなくてメリットの方が大きいのです。

日本の免疫学者として優れた業績を残し、文筆家としても知られた故・多田富雄さんは、「いのちをみる医学の方が、からだをみる医学よりも上位の医学である」と常々、おっしゃっていました。

多田さんは、代替療法の呼び方について、ある時の会合でこう発言されたことがありました。

「『代替』という言い方が気に入らないので、『エピ・メディスン』という言葉にしたらどうだろう」と。

「エピ」とは、ラテン語で「上」という意味です。解剖医学の用語には、「エピ」とつく言葉が出てくるので、私はすぐ「上位の医学」という意味だと気がつきました。ところが、その場にいた他の医師たちは誰も反応しなかったのです。結局、多田さんの提案は採用されませんでした。

医師が病気を治したり癒したりするというのは方便に過ぎず、基本は患者さんの内なる力が働くことで治癒するわけです。患者さんに寄り添い、その方が人間としての尊厳を全うすることをサポートするのが医療の第一番の役目であり本質であると、医師を60年間やってきてその思いに至りました。

「医療には温もりが必要である」とは、私が常に重視していることです。また、医療者側が忘れてはいけないのは、「常に主人公は患者さん自身」だということ。自分の病院のスタッフたちには、このことを徹底しています。

医療者は患者さんをサポートする役割であって、一方的に患者さんが望まないものを押しつけたり、ネガティブな言葉によって不安を与えたり、自信を失わせたり、人間としての尊厳を傷つけてしまう治療を、決して行ってはいけないのです。

私の元には、セカンドオピニオンの患者さんが数多く来院されます。西洋医学で手術と言われ、納得がいかずに代替療法の扉を叩いてくる人が多いのです。私の専門は外科ですから、その方の話を聞いて患部の状態もみて、これは手術の方が最善策だと診断することもあります。

「手術した方が早く治りますよ。悪い夢を1週間見たと思えば済むじゃないですか」とやんわり伝えるのですが、患者さんは「そう簡単に言わないでくださいよ」と言ってきます。そのような時は、「そう。主人公はあなただから、最終決定はご自分で決めることです。私の話をご家族とも相談してください」と話します。どんな場合でも、患者さんの主体性を尊重しているからです。

たとえ患者さんが大いに間違った選択をしたとしても、決して強引にこちらの考えを押しつけたり、従わせたりするようなことはしません。心とからだは連動していますから、人から強要されたのではなく、自分が納得して行動することで本来の治癒力が引き出されてくるのです。

「私がいいと思って提案したけれど、あなたがそう決めたなら、その選択に従ってあなたの気持ちに沿うようにしますから」

そう伝えると、患者さんはほっとした表情になって、自分で決めたことをやり始めます。人からやらされるのではなく、自分が納得したことであれば続ける意欲も湧くし、自ずと結果もついてくるものです。

患者さんの内側は心配と不安でいっぱいなわけですから、まずは安心させてあげることが医療者の一番の役目です。それが親身にできる医療者に出会えるかどうかで、人生は180度違うと言っても過言ではないでしょう。

私が病院を作った頃は、医者の権威を振りかざし、患者さんに怒鳴りつけたり、強引な態度で自分の方針に従わせようとする医師が目立ちました。がんの患者さんに抗がん剤を勧めて、その方がやりたくないと言うと、「もうここへ来るな！」と恫喝するような医師もいました。

からだと心は連動しているのですから、医療現場がこうした殺伐とした雰囲気では、患者さんの病気が良くなるわけがありません。不安をあおるのではなく、いかに安心感を与えられるかが、医療従事者の一番の役割だと思うのですが……。

※注1：ホメオパシーは約200年前のドイツで発祥した自然療法。「症状を引き起こすものがその症状を癒す」という考えに基づき、症状が出ている時にその症状を引き起こすものをとって症状を回復させる療法。エネルギーを転写したレメディ（3ミリ大の砂糖玉）を、舌下で溶かすように服用する。「同種療法」とも呼ばれる。ヨーロッパでは薬局で手軽にレメディを購入でき、健康保険の適用となっている国もある。

健康に生きるために生命を正しく養う「養生」のすすめ

患者さんが入院してくると、私は最初に戦略会議と称して治療法を相談します。西洋医学はがんの三大療法が決まっているので、治療自体に一定の方法を決めマニュアル化することが可能です。

一方、ホリスティック医学において、一定の方法論というものはありません。それを私は求めてやってきましたが、未だそれを見つけることができず、入手できていないのです。とはいえ、患者さんは待ってくれないので、方法論が手に入ってから治療するというわけにはいきません。

そこで、からだに働きかける治療法、心に働きかける治療法、いのちに働きかける治療法、それぞれの中から戦術を選び統合して、個性的な戦略を組み立てるのです。一人ひとりの体質や適性が違えば、治療法も合う、合わないがあるので、自ずとオーダーメイドになるわけです。

からだに関しては西洋医学が一番進んでいるので、その中から患者さんに適した方法を探します。

心に関しては、心理療法もいろいろありますが、それだけで治るということではありません。心理療法を仲立ちにして、治療者と患者さんが心を一つにすることができている時に、確かな治癒力が出てくるのです。なので、治療者と患者さんの心を、いかに一つにするかがテーマになります。

そしていのちに関しては、西洋医学がまだいのちの領域に入っていないので、中国医学や代替療法の中から戦術を一つ選ぶわけです。いざやろうとすると、エビデンスがないということで、西洋医学サイドから論じられることが多いのも事実です。

そこは、エビデンスがないことを患者さんも承知のうえで、やらないよりやった方がいいだろうと取り組んでいくわけですが、ここに関わってくるのが養生《ようじょう》です。

自然治癒力、自然免疫力といった、人間に元々備わっている生命エネルギーを高めていくのが養生の主たる目的です。つまり、養生とは「生命を正しく養う」ことなのです。

自然治癒力とは、何らかの理由で落ちてしまった生命エネルギーを回復すべく、本質的に肉体に備わっている能力です。十分に機能していない人がほとんどで、現代人の多くがさまざまな病気に悩まされ、常に何かしらの不調和を抱えているわけです。

粋な生き方を説き、健康で長生きするための指南書として、江戸時代にベストセラーにもなったのが貝原益軒の『養生訓』(※注2)です。

儒教や薬学を研究し、実体験から得たさまざまな健康の秘訣を書いたもので、人生50年と言われていた時代に、彼は84歳まで元気に長生きしていますから、そこに書かれた内容は非常に説得力があり、健康に生きるための考え方や精神、習慣など、現代の私たちにも使える、養生のヒントがたくさんあります。

何度もそれを繰り返し読んでいるうちに、私の中で養生というものへの理解が深まっていきました。そして、あらゆる患者さんに対する臨床を基に、活用できる戦術として確立してきたと言えます。

※注2：正徳2年（1712年）、福岡藩の儒学者だった貝原益軒が83歳の時に書いた、養生（健康法）についての指南書。実体験に基づき、長寿を全うするためのからだと精神の養生を説いている。

養生で土台を固めたうえで治療の戦略を組み立てる

私は患者さんの治療の戦略を作る時、最初に養生についてお話しします。あれこれたくさんやろうとしても大変なので、テーマを3つに絞り込んで、「心の養生」「食の養生」「気の養生」として、具体的な取り組む内容をお伝えしているのです。

それぞれのポイントをここで簡単にご説明しましょう。

1 心の養生

私は3つの養生の中で、はじめに心の養生のことから患者さんにお伝えしています。

心の養生のポイントは、一言「ときめきのチャンスを逃さない」ということ。誰でも、ときめきのチャンスは日常に転がっているので、「出合ったらそれを逃さずに掴んでください」

と最初にお伝えするのです。何をするにしても、心のときめきが一番大事だからです。

私のところへ来る患者さんは、私の本もよく読んでくれていて、「わかってます」と返ってくるので、「わかっているなら、頼むよ！」と一言で終わります。

ところが、大きな病院に「これ以上やれることがないから」と終末期の緩和《かんわ》ケアを勧められ、「納得がいかないので、先生のところで何かやれることがないかと思ってきました」という患者さんは、「ときめきのチャンスを逃さないで」と伝えると戸惑ってしまわれるのです。

「エビデンスはないけれど直感で選んで、あなたに合う戦略を見つけていきます。こちらを信じてやってもらうしかないです」と丁寧に養生の説明もするのですが、「ときめきを逃すなと言われても、いまさら無理ですよ」と困り顔で言葉を返してきます。

「向こうの病院を出る時に、余命6ヶ月と宣告されたんですよ。もう1ヶ月過ぎて、残りは5ヶ月というのに、どうやってときめくことができるんですか？」

「そんなことはない。絶対にときめくことはあるはずです」

「じゃあ、先生はどういう時にときめくんですか？」

そう聞かれるので、仕事の後の晩酌が一番の悦びだとか、患者さんのために精一杯働くことが楽しいとか、患者さんの笑顔を見てハグする時が幸せだとか、ひと通り私のときめきについてお話しするのです。いろいろ話していると、患者さんの心が開いて、「じゃあ、やってみます」と前向きになってくれるので、そこからがスタートです。

2 食の養生

貝原益軒は『養生訓』の中で、「好きなものを少し、これこそ唯一の食養生」と説いています。まさにそれがポイントです。

自分のからだの反応、何を欲しているかということに敏感になり、からだが喜ぶものを選択することが大切なのです。患者さんには「食に対する自分の考え方を築いてください」と伝えています。

食の重要性を理解していたので、私の病院を開く時、提供する食事は当然、「食の養生」という戦術の一つと捉えました。がん患者さんに適したものは何かと考え、北京のがんセンターでお世話になった李岩さんに相談しました。「そちらの病院では患者さんにどんな食事を提供しているのか?」と伺ったところ、漢方のおかゆの処方を300種類ほど送ってくれました。

さすがにそこまでやるのは無理なので、その中から日本人に受け入れられそうな、クコの実のおかゆ、緑豆のおかゆ、きくらげのおかゆなど、10種類をチョイスして患者さんに提供するようにしました。

玄米菜食については、良い面と悪い面の両方をみて、はじめはあえて取り入れなかったのですが、半年ほどすると、患者さん側に玄米菜食に対する信仰のようなものがあり、リクエストも多かったので取り入れました。

ですからいまは、患者さんの希望で漢方がゆ、玄米菜食、白米が食べたい人は白米と選べる形にして、一人ひとりに合わせた食の養生を行っています。

経験上、「これが万人向けの食養生」と言えるようなものは存在しない、というのが私の実感です。

3 気の養生

中国医学をいろいろ学んだ中で、私が最も評価したのが気功です。それを大病院では受け入れてもらえず、患者さんが気功に取り組めるように自分で病院を作ったわけです。

コロナパンデミックの前は、病院にある道場で、月曜から土曜まで1日5コマずつ、1週間で30コマ、12種類の気功教室を開いていました。患者さんは病室でじっとしているのではなく、好きな時に道場に出てきてからだを動かし、各々のペースで気功に取り組んでいるのです。

けれどもコロナになってから、道場はいったん閉じてしまいました。いろいろな方が出入りしますから、万一、病棟にウイルスが入ったら大変なことになるだろうと、経営委員会からお達しがあり、致し方なくそうしました。

その後は、近くの神社の社務所をお借りして、定期的に気功教室を開いていました。また、池袋にあるクリニックの方でも、同じ建物にあるホテルの宴会場を借りて、教室を続けていますが、多くの方が参加してくださっています（2023年5月に病院の道場は再開）。

教室では、私がいくつかの動きをレクチャーして見せて、一緒に動いてもらいます。気功はその時間だけやればいいというものではなく、日々の積み重ねが大事ですから、「自分で動いてみて抵抗なくやれる型を一つでも二つでも覚えて持ち帰り、家で実践してください」とお伝えしています。こちらで強制はせず、自分流でやってもらうこと、あくまでもご本人の意思を尊重しています。

養生の三要素で土台を固めたところに、西洋医学では何ができるか、中国医学では何ができるか、それ以外の代替療法で何ができるか、さらにサプリメントはどうか、ホメオパシーはどうかと、あらゆる可能性を患者さんと一緒に相談しながら決めていきます。すべてをやるわけにはいかないので、そこから可能な範囲で何種類か選んで、戦略を組み立てるわけです。

ご本人が納得して決めたことは、前向きに継続して実践することができます。日々心の充実感が味わえるので、自然治癒力、免疫力が高まり、病気の自然治癒が促進されるわけです。

【コラム①】養生の実践で免疫力・自然治癒力を高めることが健康の秘訣

① 心の養生はときめきが大事

「ときめきのチャンスを逃さない」という意識で、日常生活を送りましょう。好きなこと、夢中になれること、気持ちがワクワクすることを見つけ、実践してみてください。

歌う、踊る、楽器を弾く、気の合う人とお茶をする、旅行する、美術館に行く、ときめきに出会ったら行動すること。

心が躍動すると生命エネルギーが活性化し、免疫力・自然治癒力が高まります。病気の予防、認知症の予防にも効果的です。

② 食の養生は好きなものを腹八分目で

自分が好きなもの、美味しいと感じるものを、腹八分目で食べるのが一番です。添加物が多い食品など、からだに悪いものでも、食べたいと思う時はからだが欲しているのです。ただし、食べすぎは胃腸の負担になるので注意が必要です。自分にとっての食の理念を育てましょう。

③気の養生は呼吸を意識することから

気功や深い呼吸を行うと、からだの中の気の流れを活性化します。ゆったりとした呼吸を自分のペースで繰り返し、無理のない動きで体操やストレッチをするなど、日常生活に気軽に取り入れましょう。気分的にリフレッシュされて、前向きになれることがポイントです。

お互いのかなしみを敬い合うという発想

私の病院では、とにかく患者さんに「寄り添う」ことを何より大切にしています。患者さんに寄り添う医療を提供するためには、人間の本質というものを深く知る必要があると思い、人間観察をしていたことがあります。

デパートのレストランなど、食事のできる店へ行って、周りのテーブルで食事をしているご婦人やお年寄り、家族連れなど、いろいろな人をウォッチングするのです。

その日の仕事を終えて、好きなお蕎麦屋に行って一杯呑んでいると、必ず同じように一人で呑んでいる男性がけっこういます。外もまだ明るい時間帯で、仕事帰りというよりも、ひと息ついてまた会社に戻るような雰囲気がする。

そういう人たちを観察していて、ある時、肩のあたりに哀愁が漂っていることに気づいたのです。

「そうか！　人間の本性はかなしみなのだ」と思いました。でも、どうしてそうなのか、その時は理由がわからなかった。

それでいろいろな本を読み漁っていたら、山田太一さんの『生きるかなしみ』（筑摩書房）という本に出合いました。内容は、生きるかなしみをテーマにしたエッセイや短編小説を15編集めたもの。山田太一さんが序文で、次のように書いていました。

「生きるかなしみというのは、特別なことではございません。そもそも生きることにかなしみがつきまとうのです」

それを読んだだけでは、いま一つピンとこなかったので、とにかく全部を読んでみたのです。胸にグッとくる内容の話が揃っていて、読み進むうちに涙が出てきました。

さらに水上勉さんのエッセイには、こんな一文もありました。

「我々はあの世からたった一人でこの世に来て、何十年か過ごしてまたたった一人であの世に帰っていく、孤独な旅人である。旅人は旅情を抱いて生きている。その旅情の根底にはかなしみがある」

これを読んだ時に、「これだ！」とピンときたのです。医療の現場で、この考え方を取り入れられるのではないかと……。それで早速、病院スタッフに提案しました。

「すべての人は、生きるかなしみを抱いて生きている。それなら、患者さんの旅情に寄り添う我々医療を提供する者は、一人ひとりの根底のかなしみをまず理解することが大事だろう。

自分の内側のかなしみは、各々で慈しむようにしよう。そして我々仲間同士も、お互いの根底の生きるかなしみを敬い合うことを大切にしてはどうだろうか。

それが患者さんの治癒につながり、医療の質を高めることになるはずだから」

私が折に触れてそのように話したものですから、この考え方は病院のスタッフたちに浸透していきました。

先にお話しした通り、私の病院では、入院してくる患者さんに合わせ、治療の〝戦略〟を作るところから関係性が始まります。患者さんと、寄り添い支える医療者は、いわば戦友の関係なのです。

生活を共にして戦う仲間という対等な立場ですから、決して上から目線ということにはなりません。こちらは、常に戦友の幸せを願う気持ちになるわけです。

私は年間100回ほど、全国各地で講演をこなしています。日帰りが原則です。地方へ講演会に行った際は決まって、帰路に着く前に空港や駅のレストランで40分ほど過ごすことにしています。そこで一人、旅情に浸るのです。

これはすでにルーティーンとなっていて、だいたい生ビール2杯と焼酎のロック2杯呑むと、ちょうど40分。時計を見なくても、体感でわかります。

その40分で、自分の来し方行く末、家族のこと、患者さんのこと、患者さんの家族のこと、講演のこと、雑誌の原稿のこと、いろいろ思いを巡らせながら旅情に浸り、気分良く帰ってくるわけです。これが非常に大切な時間になっています。

旅情には、ときめきや喜びだけでなく、かなしみや寂しさ、哀愁といった感情が入り混じるもの。時々、そうした旅情にどっぷりとつかり、人生を俯瞰することで、さまざまな出来事や関わる人々に対して感謝の思いや優しさが溢れたり、これまでの自分を肯定することもできます。

「時々、旅情に浸る時間を持つといいよ。心に栄養を与えてくれるから」と、患者さんにも勧めています。

さまざまな代替療法から自分で選択できるのが理想

私の場合、患者さんのためにという思いで、40年前から気功を本格的に習い始めました。また、あらゆる代替療法の中から、自分にその都度、必要なものを取り入れています。同世代の人と比べて体力気力の衰えもなく、大した病気もせずに、仕事を続けられているのは、そうした恩恵があるからでしょう。

私は60歳を過ぎてからホメオパシーを学び、患者さんの治療に取り入れています。ホメオパシーとは、植物や鉱物のエネルギーを取り出し、小さな砂糖玉に浸み込ませたレメディを使い、いのちの場の乱れを調整する療法です。数百種類のレメディであらゆる症状に対応でき、他の治療法と併用しても副作用がないので、戦術の一つとして使いやすいわけです。

特に、感情面には非常に効果的で、穏やかに調整してくれる点でホメオパシーは優れています。コロナパンデミックになり、不安や恐怖、怒り、かなしみなどで、精神的に不安定になった患者さんが多かったのですが、症状に合ったレメディを処方すると、皆さん、気持ちが楽になられていました。老若男女問わず、ペットやさまざまな動物にも使えて、守備範囲が広いオールラウンダーと言えます。

私自身の健康管理の面でも重宝しています。ゾクゾクして風邪かなと思った時は、すぐレメディを口に入れるとそれで収まってしまうのです。おかげでこの30年、風邪をひいていません。

ホメオパシーは古くから英国王室御用達の健康法として、長く親しまれてきたことでも知られていて、一般の薬局でも手に入るポピュラーなものです。さまざまな代替療法が一般に受け入れられているイギリスやドイツなどでは、国が認めて保険診療に含まれているものもあり、西洋医学に頼りきることなく、個人が自分に合った治療法を選ぶことが可能です。

私はスピリチュアル・ヒーリングを、本場のイギリスで学んだことがあります。ある時、旅行会社のニッツーロンドン（日本通運）の人が訪ねてきて、ヒーリングを習いに行くツアーの団長になってくれと提案してきたのです。よくよく話を聞くと、スピリチュアル・ヒーリングがイギリスでは一般に知られていて、保険診療の対象にもなっていると言います。

それは興味深い、ちゃんとこの目で見てやろうと思い、提案を引き受けて、早速、ツアーを組んでイギリスを訪れました。

スピリチュアル・ヒーリングは、目に見えないエネルギー（宇宙エネルギー）によっていのちの場に働きかけ、内なる自然治癒力を活性化させるというものです。外気功の〝手当て〟、ハンドヒーリング、レイキなど、世界各地で昔から行われてきた療法は、多少やり方の違いはあれど、原理は共通と言えます。

講座は3日間で、初日に、いきなり遠隔でエネルギーを送る方法を実践しました。イギリスのスピリチュアル・ヒーリングの先生から、エネルギーを送る特定の人を想定するよう言われたのですが、私は帯津三敬病院の病棟に送ってみたのです。

帰国後、総師長に「何か感じたか？」と尋ねると、「わかるわけがない」と一笑されたのですが、「おやっ」と気づいたことがありました。私が病院を留守にしていた8日間、亡くなった患者さんが一人もいなかったのです。週に一人か二人の方が亡くなるのが通常だったので、これは遠隔エネルギーが効いたに違いないと思いました。

その後、5年間イギリスへ通い、本場のヒーリングを学んだわけです。結果的に、病院の治療に取り入れることはなかったのですが、非常に効果の高いものだと実感しましたし、こうしたエネルギー療法の有効性を国が認めていて、一般の人が当たり前に受けられる仕組みになっていることに感心しました。

日本でも多くの人にさまざまな代替療法が知れ渡り、自分に合った治療法を自分で選択ができるようになることが理想です。そのためには、決して受け身ではなく、自分から情報を取りに行くという意識も大切だと思います。

温もりのある医療がいまこそ求められている

「自分の生きるかなしみは慈しみ、人の生きるかなしみは敬うということをやっていけば、医療に本来の温もりが戻ってくるはず」

そう言い始めた30年前のように、患者さんを怒鳴るような医師はさすがにいなくなりました。けれど、組織化された大きな病院をはじめ、ほとんどの医療機関は、まだまだ私の理想にほど遠いのが現状です。

「日本ホリスティック医学協会」が１９８７年9月の発足から10年後の１９９７年、私は協会の会長職につき、まる18年間務めました。

この間、私は病院の仕事以外に、全国各地から講演会に呼ばれるようになり、勤務のない日曜日は決まってどこかへ出張していました。そうすると協会の理事会と重なり、会長でありながら会議に出られないことが多かったのです。

そのことをいつも申し訳なく思っていましたから、２０１５年に会長を退く時、「自分は協会に何か寄与できたことがあっただろうか?」と振り返ってみたのです。そして、パッと思いついたのが本でした。

私は18年間で、なんと230冊も出版していたのです。計算すると1年平均で12冊強という数字。毎月1冊は本を書いて、世に送り出していたことになります。そのような状況から、冗談交じりに「月刊帯津」などと呼ばれたこともありました。

実のところ、自分が出す本の中でたびたびホリスティック医学について語ってきましたから、啓蒙活動という意味で、協会への貢献になっていたのではないかと、自分を認めることにしました。

日本ホリスティック医学協会が発足して40年近く経ったいま、設立当初と比べると、理解者がずいぶん増えたという実感があります。私よりも20~30歳若い医師たちに、「ホリスティック」という言葉はごく当たり前に通じますし、特にここ10年ほどで、環境も人々の認識も大きく変わってきたことは確かです。

協会の会長を退いて以後、よりいっそう、現場のホリスティック医学を深めなければならないとの思いが強くなり、本気で取り組むようになりました。

私の考えを「大ホリスティック医学」と表現し、メディアの取材を受けたり、引き続き本を書いたり講演会で話すことで、積極的に発信してきたのも、自分なりの覚悟と使命感があってのことです。

「プロローグ」でお伝えしたように、医療とは患者さんを中心に、家族、友人、さまざまな医療者が作る〝場〟の営みです。そこに関わる一人ひとりの生命場のエネルギーが高まることで、共有している医療の場のエネルギーも高まり、良いエネルギーが循環し始めます。

そのためには、その場に関わる人が皆、自らの生きるかなしみは慈しみ、他の人の生きるかなしみは敬い、お互いに思いやりを持って寄り添い合うことです。患者さんと医療者の一体感があるところに、温かな交流が生まれ、自然と笑顔や優しさ、幸せが溢れてきます。そこに医療本来の温もりの源があるのです。

そうした温かなエネルギーの好循環が、いまは医療現場だけでなく、社会全体に、世界中に必要だと言えるでしょう。

生と死のその先に展望を持って「いまを生きる」

人間を丸ごと捉えるということは、病というステージだけでなく、生老病死、すべてのステージが対象となります。医療という枠組みを超えて、医療と養生を統合することが課題で、ずっとそこをやってきました。

一般にいう養生とは、からだを労って未然に病を防ぎ、天寿をまっとうするという、いわゆるからだだけを対象とした養生です。

私はそこからさらに対象を広げて、日々の生命エネルギーを高め続け、死を迎える時を最高とし、その勢いのまま死後の世界に突入していこうではないかと考えました。そんな〝攻めの養生〟を真の養生と捉えているのです。

死はいのちの終わりではなくいのちのプロセスの一つ、いわばこの世とあの世をつなぐ通過点です。攻めの養生とは、生と死の統合を目指すこと、死後の世界に対しても展望を持って、〝いまを生きる〟ということです。

私の提唱する大ホリスティック医学の究極が、生と死の統合と言えます。それは、終わりのない自己実現の道です。医療者は自らそれを実践して、患者さんの模範となるべきだと私は考えました。

病気や死と向き合う患者さんに関わる中で、自分がどれほどその方の思いに共感できているだろうか？

死の不安におののく末期患者さんに寄り添い、安心を与えられるようになるには、自分の方が死に近いところに立たない限り、本当の意味でその方のサポートにはならないだろう。模範となって、患者さんのいのちに寄り添うために、自分も死を意識して生きるようにならなければ……。

そこで、70歳を過ぎたあたりから、死を意識した生き方に思考を変えてきました。今日が最後の1日だと思って、毎日を精一杯生きるということです。

心の養生でお伝えしたように、心のときめきはチャンスを逃さないことが大事。私にとっての一番のときめきは、仕事の後の晩酌です。もう数十年の日課ですから、晩酌の楽しみのために毎日があると言ってもいい。さらに、隣に憎からず思っている女性がいたら、ときめきは最高潮です。

死を意識して生きるようになってから、私の毎日の晩酌は単なる楽しみから、「キリストの最後の晩餐」という思いに確実に変わりました。

診療を終えて、夕方5時か6時頃から呑み始めるのですが、冷えたビールを1杯呑み干すと、背筋がピンと伸びます。次にウィスキーのロックをゆっくりと味わうと、「今日もあと5時間、しっかり生きるぞ」とある種の覚悟が生まれます。

そして、アルコールが進んで酔うほどに、覚悟が歓喜に変わっていくのです。酒の肴には、湯豆腐と刺身を欠かさず、その日食べたいものを腹八分目でいただくのがベスト。「美味いなぁ」と味わいながら食べて呑むと、生命エネルギーが高まって、からだから溢れ出てくるのです。私にとって、これぞ食養生の極みと言えます。

歓喜を抱いたまま家に帰り着き、今日も生ききったという満足感で眠りにつくと、翌朝はワクワクした気持ちでまた1日が始まります。その繰り返しで、毎日が心身ともに充実しています。これは理屈ではなく、やり続けてみてわかってきた、内側からの反応であり実感なのです。

心の養生としてときめきがいかに重要か、そして健康効果が高いことが、おわかりいただけたでしょうか。88歳（２０２４年現在）で、病気もなくピンピンしている私が、生きる証明、エビデンスと言えるかもしれませんね。

喜びもかなしみも、ときめきもせつなさも、ありとあらゆる感情を味わえるのは、この心とからだ、いのち丸ごとで、いまを生きているからこそ。

一人ひとりの生命場のエネルギーが高まると、共鳴し合い、共有している場のエネルギーも活性化します。このように、私の周囲は常に温かなエネルギーが循環しているのです。

繰り返しになりますが、医療に本来の温もりが戻れば、患者さんの内側の自然治癒力、自然免疫力が働き始め、からだは自ら治っていきます。これは決して難しいことではなく、一人ひとりの意識が変わることから始まるのです。

第3章
「ホリスティック医学」と「龍神レイキ」

川島伸介

帯津良一先生の著書『健康革命〜心身一如の医療を考える』に衝撃を受ける

私が「帯津良一」先生のお名前を知ったのは、かれこれ30年以上も前のことです。当時、大学生だった私は、時間を見つけては書店に足を運び、さまざまな本を探していました。

その理由は、脳卒中で半身不随になり、寝たきりになってしまった父親を助ける方法が西洋医学以外でないものかと探していたからです。

すると、ある日、光を放つ一冊の本を見つけたのです。『健康革命〜心身一如の医療を考える』（１９８９年・現代書林 刊）という帯津良一先生の初期の著書でした。

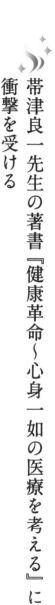

この本のサブタイトル『心身一如の医療を考える』は、まさに私が求めていた「本物の医療の原点」でした。そのサブタイトルを目にしただけで胸が躍り、早速、その本を読むと衝撃を受けました。

「氣功」や「氣」については、ある程度は知ってはいましたが、帯津良一先生の「氣」に関する記述を読み、「氣」が健康に密接に関係することや、「氣功」で心もからだも整え癒すことが可能であることなどを改めて知った私は、「氣」こそが、私が追い求めていた病氣の真の解決法に役立つツールの一つになるのではないかと感じ、大きく心を動かされました。

古来より「病は氣から」と言いますが、「氣」は「エネルギー」そのものというだけでなく、「氣持ち」のことでもあり、それはすなわち「心」のことでもあります。

「心」は「氣」と連動しているため、「心」を癒し、「氣」を整えることによって、病氣を直す(※注3)こと、健康を維持すること、人生を謳歌することも可能であると考えていた私は、日本を代表する医師が「氣」について述べていることに、大変驚きました。

それに、東京大学医学部を卒業し、がん治療の名医として、医療の現場で数多くのがん患者と向き合ってきた帯津良一先生が語る「氣」だからこそ、説得力があり、その可能性を信じることができました。

私にとって、「氣」という目に見えないエネルギーに確信を持てたのは、まさにこの帯津良一先生の『健康革命～心身一如の医療を考える』の本との出合いのおかげだったのです！

「氣功の可能性」を知ることで、病氣を癒す大きなヒントを与えていただいたように感じましたし、その後の私のレイキ活動にも非常に役立つことになりました。

帯津良一先生の本（生き様）との出合いは、私の人生に計り知れない影響を与えました。

また、東京大学医学部出身のがんの名医が「氣」についての本を出版されたこと自体も衝撃的でありました。私は、読めば読むほど、帯津良一先生のことをますます尊敬するようになったのです。

このように、帯津良一先生の『健康革命～心身一如の医療を考える』は、若輩者の私に勇氣と希望を与えてくれる〝光の書〟とも言える存在となりました。

※注3：「直す」とは病氣の真の原因となる〝不自然な生き方・考え方・感じ方〟を改善し、心身の不調和を正しい状態に戻し、健康な状態に戻す根本療法のこと。一方、「治す」とは対症療法のこと。これからの時代は「直す」根本療法が大事だと考えます。

帯津良一先生の偉大な功績とは

その帯津良一先生は実際に健康革命を起こし、同時に医療革命も起こしました。

日本で初めて、西洋医学に、氣功や漢方薬、鍼灸などの中国医学やホメオパシーやサプリメントなどの代替療法を取り入れ、さらに〝人間丸ごと〟を捉えてみる「ホリスティック医学」を実践されたのです（現在では、宇宙の場、家庭の場、職場の場など、場のエネルギーも含んだ「大ホリスティック医学」になっています）。

いまから40年以上前、手術が困難な食道がんの名医として日本を代表する医師であった帯津良一先生は、患者さんを助けたい一心で、医療の現場で懸命に働かれていました。

しかし、困難な手術を成功させても、中にはがんが再発し、お亡くなりになる人もいます。手術さえすれば、必ずしも完全治癒するというわけではなく、西洋医学に限界を感じる部分もあり、帯津良一先生は中国へと、中国医学の視察に行かれました。

そして、中国では、日本の医療現場では考えられないような衝撃的な現場に遭遇することがあったそうです。

例えば、当時、中国では麻酔薬ではなく鍼を使って麻酔し、手術をしていました。麻酔薬を使わずにお腹を切られている患者さんを見て、本当に驚いたそうです。

それで、帯津良一先生は「鍼の麻酔は万人に効くのですか？」と、中国医学の医師に聞きましたら、中国医学の医師は「素直な人にならば効くのです。しかし、万人が素直であるとは限らないので、３週間、氣功を学んでもらうのです。すると、どなたにも鍼の麻酔が効くようになるのです」と、教えてもらったそうです。

それはもう、かなりの衝撃だったようで、帯津良一先生は、西洋医学一辺倒の日本の医療の現場ではあり得ない光景に、非常に衝撃を受けたと言われておりました。

それもそのはずです。日本は太平洋戦争で敗戦してからというものの、ＧＨＱによって、東洋医学やレイキも含め、西洋医学以外の医療を一時的に制限されていたのですから、帯津良一先生だけでなく、戦後に医師になった人々は、中国医学をはじめ東洋医学の医療の現場を見たことがなかったわけです。

現代では想像できないかもしれませんが、日本は、敗戦まではいまのように病院がたくさんあったわけではなく、西洋医学より東洋医学的な治療法の方が一般的に普及していました。実はレイキも戦時中までは、いまでは考えられないくらい日本各地に広がっていました。レイキの中心地となっていた東京の他、病院や診療所のない山間部などでもレイキがポピュラーに広がっていたのです。日本海軍の中でもレイキは広がっており、多くの人々に使われていたそうです。

しかし、敗戦してからはGHQによって、西洋医学以外を制限する要請があり、東洋医学やレイキはいったん衰退してしまったのです。

ですから、戦後から帯津良一先生がホリスティック医学に挑戦されるまでの約40年間は、日本では、氣功をはじめ東洋医学や代替療法は、いまのようには普及していませんでした。

そのような時代、中国医学の素晴らしさを実際に見てきた帯津良一先生は、西洋医学の良いところと中国医学の良いところを融合させた方が患者さんのためになると考え、日本の医療に中国医学を取り入れることに挑戦されたのです。

しかし、GHQによって改組《かいそ》（組織を改めること）された日本医師会が取り仕切る日本の医療業界ですから、そのようなことを承諾するわけがありません。これまで数多くの論文を提供し、日本医師会に貢献してきた帯津良一先生の提案であっても、承諾されることはありませんでした。

それでも、帯津良一先生はあきらめませんでした。それが帯津良一先生の素晴らしいところです。

東京都立駒込病院外科医長というステイタスと、がんの名医としての優れた実績がありながら、病氣で苦しむ人々のため、自らの志を果たすために、それらの地位を手放し、さらに、自らリスクを背負い、1982年に埼玉県川越市に帯津三敬病院を開院されました。

そして、西洋医学に東洋医学や代替療法を取り入れ、〝人間丸ごと〟を捉えてみる「ホリスティック医学」を始められたのです。

当時は「氣功」のことを知る人はほとんどおらず、たとえ知っていても、「氣」という目に見えないエネルギーに対して、怪しいものと考えていた人も多かったはずです。

そのような時代背景の中、東京大学医学部出身の日本屈指のがんの名医である帯津良一先生が氣功を推奨したので、「氣功」に対する信頼は徐々に高まっていったのです。

私自身もその一人で、帯津良一先生のように、現実世界で素晴らしい結果を出されてきた方の提案だからこそ、信頼することができました。帯津良一先生が氣功の素晴らしさを世に広めていなければ、私もレイキをしていたかどうかはわかりません。

また、名医である帯津良一先生が推奨する氣功やホメオパシーだからこそ、当時はまだ世の中にほとんど普及していなかったにもかかわらず、私のようにこれらに関心を持つ人が増えていったのだと思います。

従って、もし、帯津良一先生という人物が日本に存在していなかったら、あるいは、帯津良一先生が帯津三敬病院を開院されていなかったら、現在の日本は未だに、氣功やホメオパシーはもちろん、レイキなどのさまざまな代替療法も普及せず、西洋医学のみが主流のままだったかもしれないと、私は思うのです。

当時46歳だった帯津良一先生が多大なリスクを背負い、帯津三敬病院を開院し、ホリスティック医学を始めたことは、日本のその後の医学界だけではなく、日本社会全体に計り知れない影響を与えました。さらには、そのことによって、どれだけたくさんの人々のいのちが救われたことか！

天はきっと帯津良一先生を、この時代、この日本に、特別な意図を持って遣わされたのでしょう。その事実に心から感動し、深い感謝の念を抱いています。

帯津良一先生との出会いは、私の人生において非常に意義深いものです。帯津良一先生を手本に私も同じように多くの人々に貢献できるよう、よりいっそう精進していきたく思います。

人生の大転機となった阪神・淡路大震災

ここからは私自身の話になります。

そんな帯津良一先生の人間丸ごとを捉える「ホリスティック医学」的な考え方と、リスクを背負ってでも、良いと信じたことを貫く志の高い生き方・考え方に影響を受けていた私は、帯津良一先生のことを知った数年後、大きな転機を迎えることになったのです。

当時、会社勤めをしていた私は、１９９５年1月17日未明、日の出前の静けさの中、大地からの強烈な振動に背中を突き上げられて目を覚ましました。阪神・淡路大震災が起こったのです。

神戸の街は空爆を受けたかのように荒廃し、人々が瓦礫の下敷きとなり、たくさんの人々がお亡くなりになりました。私の学生時代の友人たちやそのご家族もいのちを落としました。生まれて初めて経験した大震災に、非常に大きなショックを受けました。

私はその神戸の光景を見て、単なる自然現象だとは思えませんでした。これは自然界からの戒めであり、私たち人間の自然界への感謝心の薄さや傲慢《ごうまん》さが、この大地震を引き起こしたのではないかと感じたのです。

そして「このまま、私たち人類が自然界をないがしろにした生き方を続けていれば、いずれ、この日本も、そして人類も滅びてしまう」と真剣に考えたのです。

こうして、この時から私は「人々の心と意識を変えること」を仕事にしたいという氣持ちが強まっていきました。

一人ひとりの人生は、一人ひとりの心と意識が生み出しているように、社会全体は、たくさんの人々の心と集合意識が生み出しています。

ですから、私たち自身が目を覚まし、心と意識が変わり、行動の質が変わらない限り、たとえ世の中をコントロールしている支配者がいなくなったとしても、社会は変わらないと私は考えたのです。

お金儲けを優先する人々が考える法律や社会システムと、自然界と調和した生活をすることを優先する人々が考える法律や社会システムでは、まったく別物になります。

もしも、日本国民全員が「この美しい日本をいつまでも残したい。子どもや孫、未来の人々にも、この美しい日本でたくさん遊んでほしい。美味しいものを食べてほしい。この素晴らしい日本で安心して暮らしてほしい」と考えるような心の持ち主ばかりでしたら、おそらく、国会で議論などしなくても、裁判所で争わなくても、満場一致で、すべての原発は廃炉になるでしょうし、からだに有害な食品や農作物を作ろうとする人など現れないと思うのです。

しかし、昔もいまも、人々の心はバラバラですから、自分の利益が優先の人もいれば、みんなの幸せを優先する人もいます。経済を優先する人もいれば、自然環境を優先する人もいます。

結局は、人々の心と意識が変わらなければ社会も変わらないと考えた私は、一度限りの人生ならば「人々の心と意識が変わること」を仕事にしたいと思い、何の当てもなく会社を辞めたのです。

突然の「レイキ」との出合いで人生が大激変！

会社を辞めたのはいいですが、資金もなく、何の当てもなく、何をしたら良いのか、わからないままでした。日雇い労働で食いつなぎ、何をしようかと考えているうちに、ある日、知り合いからつぶれかけの飲食店を引き継がないかという提案がありました。

飲食店の経営が直接的に「人々の心と意識が変わること」になるわけではないとは思いましたが、生活が困窮していた当時の私には選択の余地がなく、挑戦してみることにしました。

そのお店では、自分自身の心と意識を高めていくことを心がけつつ、これまでの人生経験で学んだことを実践し、お客様に喜ばれるように精一杯、頑張ってみました。

さらには将来のことも踏まえて、「経営」について、一から勉強しようと、仕事の合間に経営者向けのスクールにも通うことにしました。

私はそのスクールで、最年少でした。周りは、中小企業の社長や大企業や外資系企業の幹部の方々ばかりで、その中のお一人、Fさんという方と親しくなったのですが、ある日、そのFさんに「レイキのセミナーに行こうよ」と誘われたのです。

そこで、「レイキ」のことを知らなかった私は、Fさんに「レイキとは何ですか？」と尋ねると、いきなり「人生が変わるよ！」と言うので、怪しいカルト宗教への勧誘だと思い、即座にお断りしました。それでもそのFさんは、スクールで私と顔を合わせるたびに何度もレイキのセミナーに誘ってきました。

そして、1ヶ月ほど経った時でしょうか、私はあまりのしつこさに根負けし、とうとうレイキ・セミナーに行くことにしたのです（いまから思えば、あの時、しつこく誘ってくださったおかげで、いまの私があるのですから、本当に感謝しています。人生とはわからないものです）。

正直に言うと「レイキ」の講座に初めて行った時は、何が何だかさっぱりわかりませんでした。エネルギーもまったく感じませんでした。ただ、まったく感じないのにかかわらず不思議なことに、飲み物に手をかざすと味が変わりました。

どうやら残留農薬や添加物など、飲み物や食べ物に含まれる化学物質などが無害化・浄化され、同時に、自然なものは旨味成分が高まり、味が美味しく変わるようなのです（レイキ・ヒーリングでは、飲食物などに含まれる自然界に存在しない化学物質を無害化・浄化する働きがあると考えられています）。

飲食店ですから、さまざまな飲み物や食べ物で実験してみると、すべての味が変化しました。また、お客様たちにも実験に協力していただきましたが、ほとんどすべてのお客様たちが味の変化を実感していました。

そうこうしているうちに、二日酔いの方や体調不良の方にもレイキをするようになり、非常に喜ばれるようになりました。さらには、病氣を患う方々にも頼まれるようになり、次第に私のレイキの評判が広がり出したのです。

当時、私は不規則な生活で疲れやすい体質で、アトピー性皮膚炎が酷かったのですが、私自身もレイキ・ヒーリング（セルフヒーリング）によって、頭も心もすっきりし、心身の調子もどんどん良くなったように感じました。さらには、お店の売上まで、どんどん伸びるようになりました。

脱サラから1年ほど経っていましたが、人生の流れが大きく変わり始めました。

ネガティブな感情を癒し、人生を変えたレイキ

驚くことに10年来、何をやっても直らなかった私のアトピー性皮膚炎が、レイキ・ヒーリングを始めて1ヶ月ほどで消えてしまいました。その変化には、私よりもお店の常連客たちの方が驚いていました。

私はそれまで自分のアトピー性皮膚炎に対し、さまざまな方法を試してきましたが、まったく改善しないので、ほとんどあきらめていましたから、レイキ・ヒーリングでも直すつもりはいっさいありませんでした。

それなのに、レイキ・ヒーリングを始めて1ヶ月くらい経つと、知らぬ間にアトピー性皮膚炎が消えていたので、私自身も驚きました。個人的な意見ですが、当時の私は社会に対する「怒り」の感情が慢性的にあったので、その「怒り」の感情エネルギーが皮膚を通じて現れ、細胞を破壊し、アトピー性皮膚炎を生み出したのではないかと思います。

毎日レイキ・ヒーリングをしているうちに、自然と私の怒りの感情エネルギーが減っていき、

アトピー性皮膚炎も消えて、さらに心が癒されたことで人生が少しずつ良い方向へと変わっていったのです。

レイキは自分（施術する側）も相手（受け手側）も癒す

私の場合は、レイキでアトピー性皮膚炎を直そうとしたわけではなく、毎日お客様たちにレイキ・ヒーリングを実践している間に、自分自身にもレイキ・エネルギーが流れ続け、氣づけば自分自身も癒され、怒りの感情エネルギーが浄化され、アトピー性皮膚炎が消えてしまいました。

レイキ・ヒーリングをすると、レイキ・ヒーリングをしている自分自身（施術者）にも対象物（受け手）にもレイキのエネルギーが流れ、双方が同時に癒されます。「双方が癒される」ということは、お互いが喜び合う関係性になることを意味しますから、それは宇宙自然界の法則に則っていることでもあります。そのことに初めて氣がついた時は、非常に感動しました。

少し話が変わりますが、レイキと同じように人を癒し、潜在能力を高める完全反射のアルカダイアモンドというものがあります。それを取り扱う会社の代表である迫　恭一郎氏が、ドイツでは医療機器として使われているＥＡＶという波動測定器で、さまざまな施術について調べたところ、マッサージや整体などの場合は、施術後、受け手だけが癒されて波動が上がり、施術者は疲れて波動が落ちてしまうのですが、レイキだけは施術後、受け手も施術者も最高の数値になることを発見して、「レイキはすごい！」とおっしゃっていました。

このように、施術者も受け手も双方が癒されるのが、レイキの他にはない素晴らしい特徴の一つなのです。

※ご興味のある方は、アルカダイアモンドのホームページにて「龍神レイキの紹介」と明記すると、無料で波動状態をＥＡＶで計測していただけます。東京・名古屋・大阪・福山で体験できます。https://arkadiamond.com

３歳の子どもでもできる簡単な「レイキ」

そもそも「レイキ・ヒーリング」というのは、自分のエネルギー（氣）を使いませんから、疲れることがありません。自分自身は自然のエネルギー（宇宙エネルギーとも言われています）であるレイキ・エネルギーを通す筒になるだけなのです。

集中力も要らないし、難しい修行も必要ありません。レイキ講座で「アチューメント」を受け、「レイキの回路」さえ開ければ、簡単な動作で、道具も使わずに誰でもレイキ・エネルギーを流せるようになります。

簡単な動作でレイキを使うことができるため、龍神レイキでは、幅広い年齢層の方々が学びに来ています。小さな子どもたちは3歳から習いに来ていますし、90歳の方も学びに来ています。必要なのはレイキ・エネルギーを通す筒となり、レイキ・エネルギーを受信し、対象物（人・物・動植物・土地など）に手を当てて、レイキ・エネルギーを流していくだけですから、非常に簡単で誰もが習得し、実践することができるのです。

世界に広がる日本発祥の「レイキ」

ほとんどの日本人には知られていませんが、日本発祥の「レイキ」はいまや、世界中に広がっています。

１９２２年（大正11年）にレイキの創始者である臼井《うすい》甕男《みかお》先生が京都の鞍馬山で断食修行をしている時に感得した「レイキ」は、今年で１０２年となります。非常に簡単で手軽でありながらも、一定以上の効果が認められ、また副作用もありませんから、欧米の病院や一流ホテルのスパなどからも信頼され、世界各地、さまざまなところで使われています。

インドでは、レイキ・ティーチャー（マスター）になるのは国家資格になっていますし、ブラジルでは厚生省がレイキを推奨しています。

また、南アフリカ共和国にもレイキ・センターが開設され、いまもなお、レイキは世界中に広がりつつあります。

日本では、ＧＨＱに封印されてからというもの、あまり知られることがなくなってしまいましたが、海外に行くと、多くの人々が「レイキ（Reiki）」を知っていて、しかも、レイキを肯定的に受け止めてくださっている方々が多いことに非常に驚かされます。

アメリカでは、ハーバード大学の附属病院や、歴代大統領たちが通うメイヨー・クリニックなど、有名病院の多くが大なり小なり、「レイキ」を使っていますし、また、ミランダ・カーさんなど、からだが資本とも言えるスーパーモデルやハリウッド女優たちが、若さと美しさと健康を維持するために、レイキを使っています。

また、２０１０年の東京新聞には、米軍が軍人のＰＴＳＤや不眠症対策として、「レイキ」や「鍼」を積極的に導入するという記事が掲載されました。

実際、２０１２年に横須賀でレイキ講座をした時には、横須賀の米軍基地の軍人の方々が参加してくださり、その全員がすでにレイキを知っていて、米軍内でレイキが使われていることも教えてくれました。

2015年に、初めてアメリカでレイキ講座を開催した時にも、さまざまな人種、宗教、職種の方々が参加してくださいました。その時、「レイキ」がいかに多くの人々に知られているかを実感し、大いに驚きました。また、「レイキ」が宗教ではないからこそ、宗教や人種を超え、世界中の人々に受け入れられていることに深い感動を覚えました。

「レイキを通じて世界中の人々がつながり合うことが可能になるかも」という想いが心に浮かび、その素晴らしさと可能性に胸が踊りました。

また、カナダでも予防医学の観点から「レイキ」が非常に流行っているそうです。

2019年に初めてカナダ（バンクーバーとヴィクトリア）で講座を開催しましたが、初めてにもかかわらず、大盛況でした。その際、参加者の方にお聞きしたところ、カナダでは国民皆保険に加入できれば、医療費が全額無料となるようですが、それでも病院が嫌いな人たちが多く、予防医学が進んでいるため、特にレイキや鍼がとても流行っていると言われていました（もしも、日本で医療費が全額無料だったらどうでしょうか？　予防医学は進むことはなく、さらに薬漬けになっているかもしれませんね）。

また、ヨーロッパでは、ほとんど全土にレイキが広がっています。

オランダやスイスなどでは医療従事者のレイキに限っては保険が適用されるほど信用されており、またイギリスでは国立病院をはじめ多くの病院でレイキが使われています。特にイギリスでは、チャールズ国王もレイキのファンで、2019年には自費で健康センターを創立し、その中にレイキのプログラムも用意したそうです。

さらに、イギリスでは終末期医療（ターミナル・ケア）で、病院からレイキ・ヒーラーが患者さんに遣わされることもあるようです。

そのくらい「レイキ」はイギリスでは信用されているのです。

また、2023年5～6月の約1ヶ月、コロナが明け、3年ぶりに海外講座を再開し、フランス（パリ2日間）、ドイツ（ベルリン2日間）、フィンランド（ヘルシンキ1日、コリ2日間）で講座を開催しましたが、3ヶ国で約150名の方々が参加してくださりました。ヨーロッパ各地では、「レイキ」の認知度が非常に高いのです。

今回初めてフランスとフィンランドにも行きましたが、特にフランスは、パリはもちろん、地方でも「レイキ」のことは知られており、どこの地域に行っても、自己紹介で「レイキ」の話をすると、皆さん、興味を持ってくださりました。

また、フィンランドでは、3日間で100名ほど参加くださいましたが、その約半分が、プロのレイキ・ヒーラーたちでした。

日本から有名なレイキの先生が来るから、ぜひ受けてみようと、たくさんの方々が来てくださりました。

その参加者の方々によりますと、フィンランドでは「レイキ」は非常にポピュラーであり、国民的に評価されているメソッドだと言われていました。逆に、日本では知られていないことを伝えると大変驚いていていました。

さらに、小学校を改築してできたレイキのリトリート・センターにも訪問させていただきましたが、玄関に入ってすぐに目に入ったのは、レイキの「五戒《ごかい》」が額縁に入れられて大切に飾られている様子でした。そしてその横には、レイキ創始者の臼井甕男先生の写真が置かれていました。

そのリトリート・センターの創立者によりますと、毎日、日本語で「五戒」を唱えているということでした。

このリトリート・センターだけではないですが、ヨーロッパで会ったレイキ・ヒーラー、レイキ・ティーチャー（マスター）たちは、レイキに対するリスペクトが非常に高く、日本のレイキ・ヒーラー、レイキ・ティーチャー（マスター）たちにも見習ってほしいと感じました。

その他、そのヨーロッパ滞在中にドイツでも講座を開催しました。２０１６年からほとんど毎年、ベルリンで講座を開催しています。

ドイツは世界一レイキ人口が多いと言われており、人口８０００万人のうち、約３００万人がレイキをしているそうです。『レイキマガジン』という雑誌も出版されています。西洋医学の礎を作った国ですから、次の時代の医療も早いのかもしれません。

初めてドイツで講座をした時、ドイツでは本を出版し、ベルリンとポツダムの２ヶ所でレイキ教室を運営している有名なレイキ・ティーチャー（マスター）のイリヤーナ先生に来ていただきましたが、彼女は私よりもレイキ歴が1年長く、30以上のレイキやさまざまなヒーリングを学び、最終的には海外ではスタンダードなレイキの一つ「臼井式レイキ」に落ち着き、それを教えているとのことでした。

その彼女に龍神レイキの初級のアチューメントをプレゼントさせていただいたのですが、レイキ・エネルギーを降ろした途端、涙が溢れ出し、アチューメントが終わった時には、自力では立てないくらいフラフラになっていました。

そのイリヤーナ先生に、落ち着いてからアチューメントの感想を聞かせていただくと、「これまで二十数年レイキ（現在は30年近い）をしてきたが、どんなレイキやヒーリングより素晴らしかった」泣きながら言ってくださいました。

私はこれまで、日本はもちろんアメリカ、カナダ、イギリス、フランス、ドイツ、イタリア、スイス、フィンランドと、さまざまな国でプロも含め、すでにレイキを習っているレイキ・ティーチャー（マスター）たちに、レイキ・アチューメントをしてきましたが、レイキを真面目に学んできた人ほど、龍神レイキのエネルギーの精妙さ（パワフルさ）と結果の出るスピードに驚かれ、感動してくださります。

また、講義で教えている内容の深さにもびっくりされるのです。

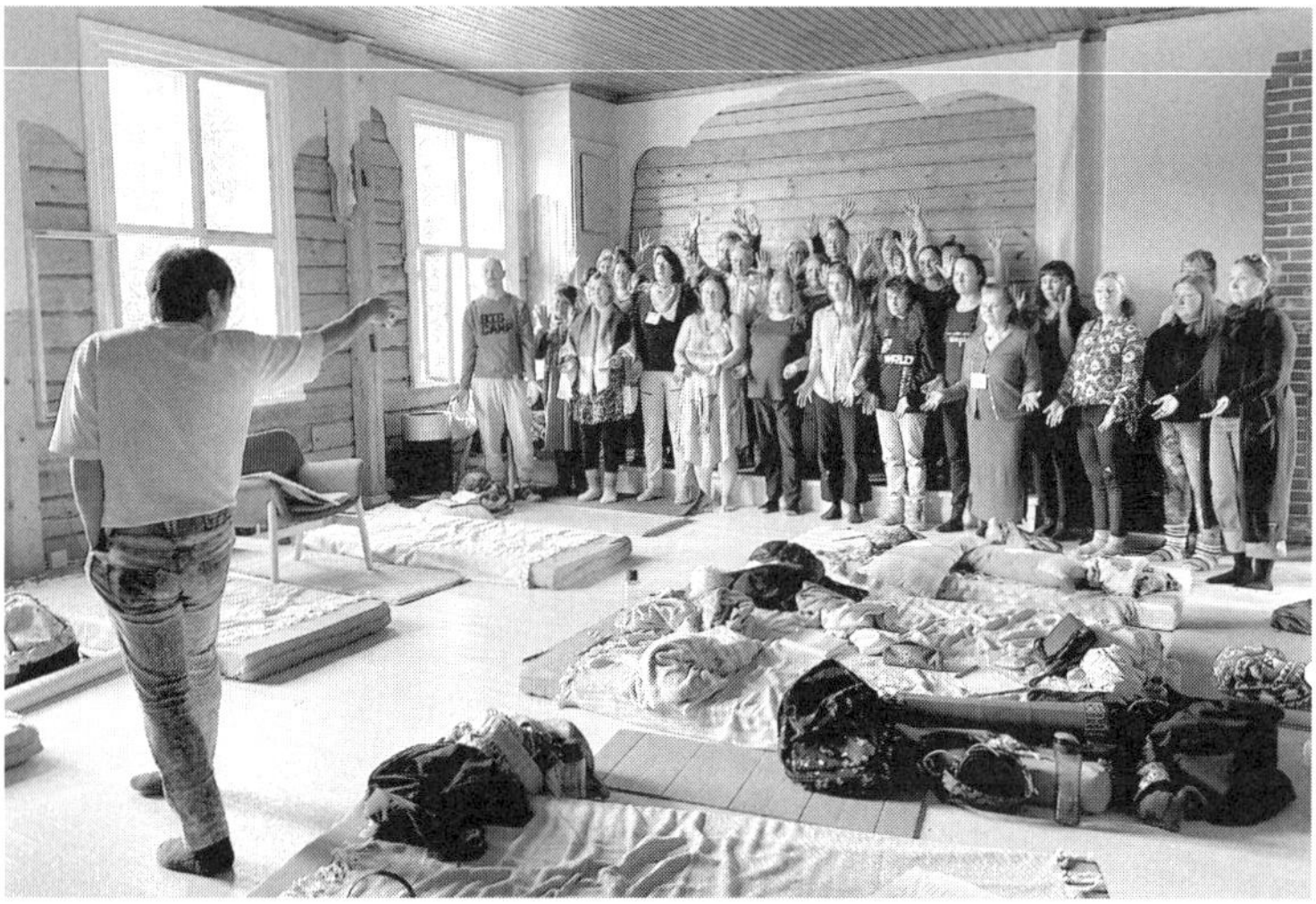

2023年6月、フィンランド・コリでの講座にて

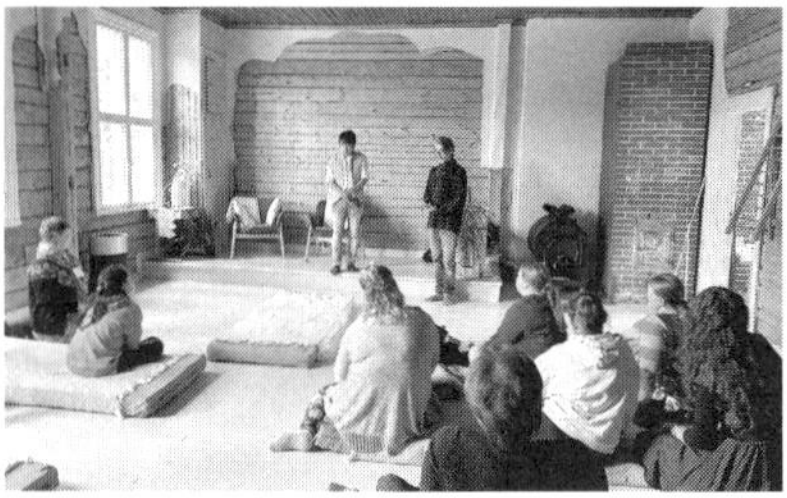

フィンランド・コリで初めての講座でしたが、2日間で80名の方々が参加してくださいました。写真奥の二人のうち、右側はフィンランドでの講座を取りまとめてくださった氣功の先生でもあるYOSHIさん

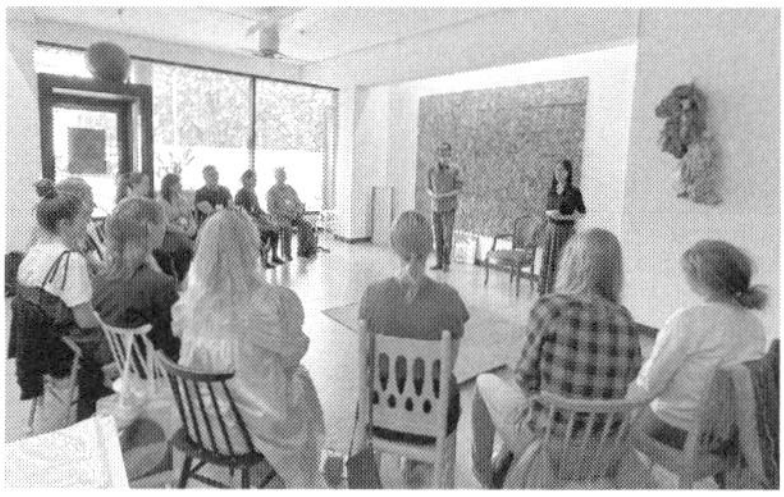

こちらはフィンランド・ヘルシンキで行われた講座の様子。龍神レイキの柳木香り先生（写真奥・右側）とヘルシンキ在住のYOSHIさん（写真奥・左側）による講義

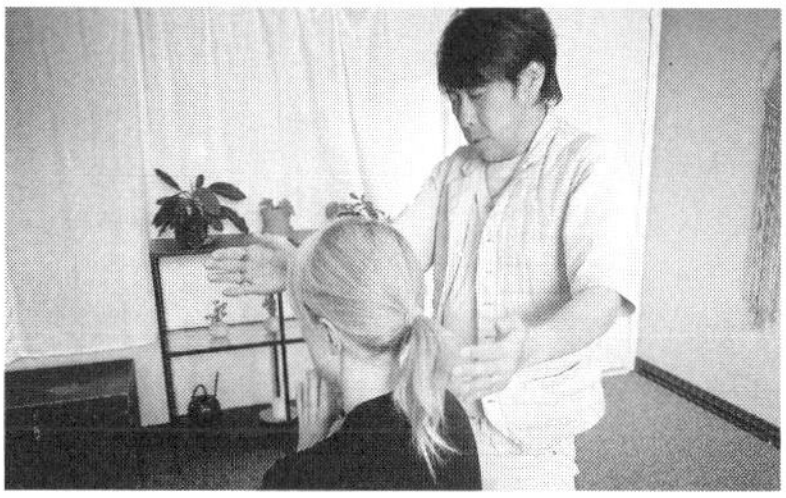

レイキのアチューメント風景。これまでレイキを学んだことのある人にも龍神レイキのアチューメントは、非常に丁寧だと驚かれます

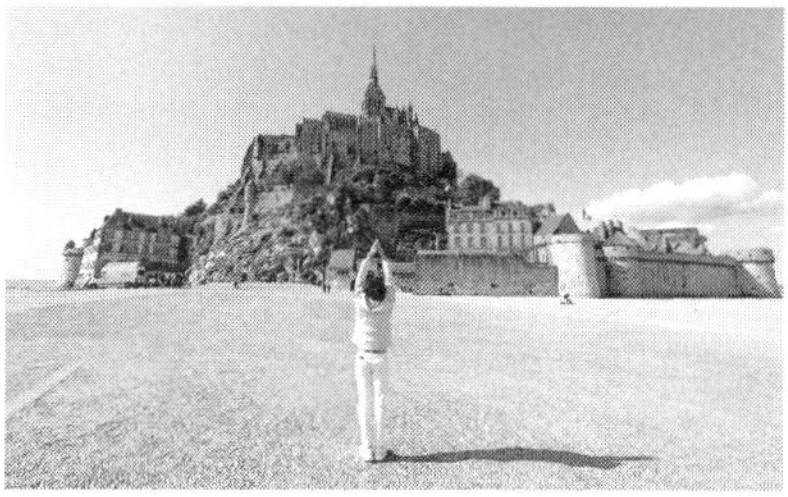

“フランスの江の島”とも言われる「モン・サン・ミシェル」に高次元の光を降ろしているところ。レイキは大地や空間の浄化ができ、結界を張ることもできるとされています

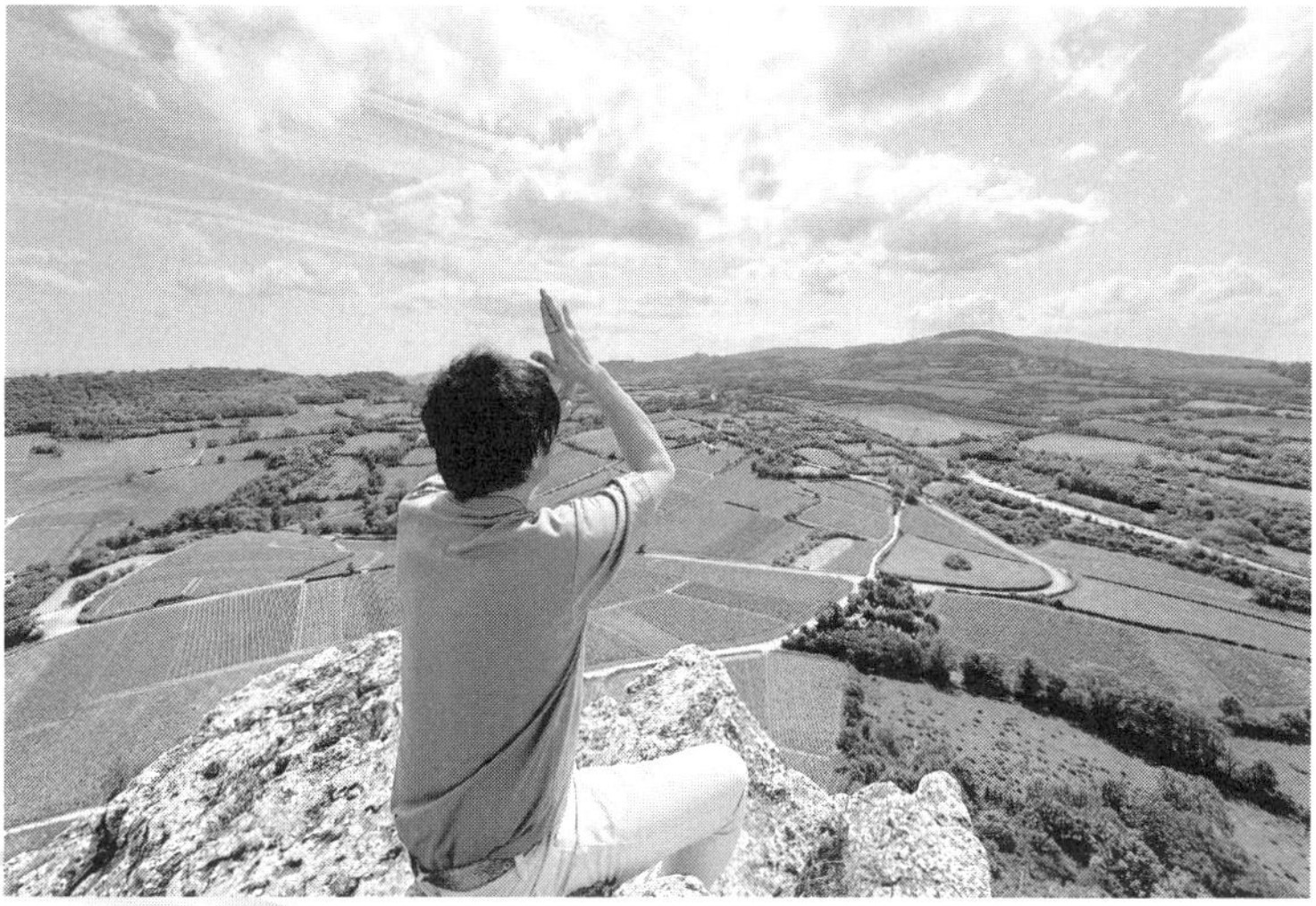

フランスのブルゴーニュ、「ソリュトレの丘」にて。レイキを行うと心身が癒されるだけでなく、宇宙自然界との一体感を感じられます

他とは一線を画す龍神レイキ独自の教えとは

龍神レイキには、既に他の団体で学んだ方々も多く来てくださるのですが、長年レイキを実践してきた人やティーチャーレベルの人ほど、龍神レイキのパワフルなエネルギーやアチューメントの丁寧さに驚かれます。

特に、講義内容の深さと面白さに感動してくださるのですが、龍神レイキの講義が他の団体と大きく異なる理由は、これまで私がいのち懸けで行ってきたレイキの現場で積み重ねてきた学びや、氣づき、そして悟りがその根底にあるからです。決して他から学んだことではなく、私自身の豊富な経験に基づいた内容なのです。

いまは肩書きや資格獲得のためにレイキティーチャーになる人も多い中、私は元々レイキの指導者となることを目指していたわけではなく、目の前に現れるからだの不調に苦しむ人々を、なんとかして助けたいと思い、いのち懸けのレイキヒーリングを続けてきて、自然と指導者となるように導かれましたから、その過程で得た深い学びと悟りが龍神レイキの教えの基となっているのです。

また私は、講義をするだけでなく、いまも現役のヒーラーとして多くのヒーリングのセッションを行っています（対象は主に龍神レイキのメンバーですが、お忍びで政治家の方や作家や芸能人からもセッションを頼まれることもあります）。

ですから、レイキの経験数が圧倒的に多く、日々、からだの不調に悩む方々と向き合う中で得た学びをお伝えすることができているのです。

さらに、龍神レイキの講座は、レイキの基礎的なお話以外にもオーラ力を高める生き方の話など、精神的な話の比率が圧倒的に大きいのですが、それは私が多くの人のオーラを観察してきて、その人の生き方がオーラに影響し、さらにはオーラがレイキのエネルギーの受発信に影響を与えることを悟ったからです。

ちなみに、頭にさまざまな知識を詰め込んだだけでは、オーラが高まることはありません。

オーラを高めるためには、頭や心に振り回されるのではなく、逆に頭と心を上手に使い、中今《なかいま》、安心立命の境地で、目の前のことに、愛と感謝でひたむきにやって、場数を踏んでいくしかありません。

オーラというのはすぐに成長するものではありませんから、イチローさんの世界記録も一本のヒットからコツコツと達成したように、私たちもオーラを成長させたかったら、日々内観し、成長を意識して努力し続けるしかないのです。

それなのに、昨今のスピリチュアルや自己啓発の多くは、いかに要領良く生きるかといったノウハウや検証できない宇宙情報など、単なるエンターテイメントのようなものが増えていて、精神性向上や人間性向上に役立つものが少なくなっているような氣がします。レイキも同様に、レイキを資格や単なる癒しのテクニックと考えている人たちが増えています。

しかし私からすると、レイキの本質はそのようなものとは異なります。

「レイキ」とは、生きている存在であり、光であり、意識体であり、神聖なものなのです。ですから必然的に、龍神レイキではその神聖なレイキを扱う人の精神性を高めるようなお話を多くしているのです。

よく、レイキはソースとなるレイキ・エネルギーは同じものなので、「誰がやっても、誰から受けても同じ」などと言われますが、これは「正しいアチューメント」を受けている場合にのみ言えることです。

私はアチューメントをする際にその方が以前どのようなアチューメントを受けたかがわかるのですが、私の経験からすると、実際に「正しいアチューメント」をされているのは、あまりいないように感じます。

龍神レイキでは、独自のチェックや試験を設けて合格した人のみをティーチャーに認定し、合格後も定期的に講座に参加して常にブラッシュアップを続けていただいています。

また仮に正しいアチューメントを受けていたとしても、そのレイキ・エネルギーを扱う人の意識の状態やオーラの状態でも、出力するレイキ・エネルギーがまったく変わってきますから、講座では受講生のオーラ、精神性を高めるためのお話やエクササイズの比重を大きくしているのです。

実践経験に基づくリアルなお話と精神性向上のためのお話が、龍神レイキの教えの基本なのです。

レイキ人生の始まり

私がレイキを始めたことで感じた変化は、先に述べたアトピー性皮膚炎が直ったことだけではありませんでした。レイキを習って1ヶ月半後、大学生の常連のお客様から、大病を患うお父様にレイキをしてほしいと頼まれました。

1年ほど前に手術を受けて一時的に難は逃れましたが、再発してしまい、すでに余命宣告を受けている状態でした。

レイキ初心者の私からすると、かなりハードルの高い依頼でしたが、脳卒中で早くに父を亡くしている私としては、彼の氣持ちが痛いほどわかりましたから、見殺しにするようなことはできず、すぐさま彼の家へ行きました。

そして、痩せ細ったお父様に、「氣功の真似事のようなことをさせていただきます」と、簡単な挨拶をして、当時の私にできる精一杯のレイキをさせていただきました。

しばらくすると、お父様の青かったお顔が赤らんできて、生氣が出てきました。お顔が赤らむということは、血行が良くなってきている証拠です。

血液が回らないと、そもそも栄養もからだ中に回らないですし、直るものも直りませんから、血行が良くなってきたということは、良い兆しなのです。

そして、1時間ほどレイキをすると、顔色がますます良くなり、心身ともに、非常にリラックスした状態に変化しました。

そのタイミングをみて、お父様に、優しく一言だけ、「いままでの人生はどうでしたか？」と聞きました。レイキで身も心も癒され、リラックスした状態で、赤の他人の私から、急にそんなことを聞かれたので、走馬灯のように人生のさまざまな場面が脳裏に浮かんだのでしょう。突然、お父様はものすごい大声で、「死にたくない！　なんで、こんなことになったんや！」と号泣し始めました。

非常に大きな声で泣き叫ぶように言われたので、それはまるで、魂の叫びのように聞こえました。若くして死んだ私の父も、同じようにかなしく、苦しく死んでいったんじゃないかと思うと、お父様の叫びが、私の心をえぐり、胸が痛み、目頭が熱くなりました。

さらに今度は、「俺は仕事ばかりしてきて、嫁さんや家族をほったらかしで生きてきたんや。定年退職したら、家族孝行しようと決めてたのに、何もできずじまいや。ほんま、家族に申し訳ない」と、仕事ばかりで、家族をほったらかしにしてきたことを悔い始めました。

特に奥様に苦労をかけてきたことを悔いていらっしゃいました。

それを聞いていて、私の父が脳卒中で倒れて寝たきりになってしまって以来、それ以降苦労してきた私の母の顔も目に浮かび、遂に私も我慢できず、涙を流して泣いてしまいました。お父様の氣持ちが、私にも痛いほどわかったのです。

そして、私は泣きながらお父様に、お仕事を頑張ってこられたことは非常に素晴らしいことであると労い、また、自分自身を責めないようにお伝えし、さらには、奥様へのお氣持ちを、この機会にお伝えすることを提案させていただいたのです。

当初は渋っていたお父様でしたが、「想いは生きているうちにしか伝えられないから、いま伝えてほしい」という私の説得を受け入れてくださり、伝えることになりました。

奥様にも、息子さんにも来ていただき、皆の前で、お父様に二人への想いを伝えていただきました。すると、お父様は「いままで苦労ばかりかけてきて申し訳なかった」と、泣きながら謝り、奥様に頭を下げられました。

そして、次の瞬間、今度は奥様が「お父さん、いいんですよ、いいんですよ」と言いながら、号泣し始めたのです。息子さんも泣き出し、ご家族3人が大泣きし始めました。

それを見届け、私はその場を去りました。それは、赤の他人の私ができる精一杯のことでした。

私は、自分の父が脳卒中で突然、他界したので、お別れの言葉も言えずじまいでしたし、また、父からの最後の言葉も聞けず、辛くかなしい思いをしました。その息子さんには、私と同じようなかなしみを経験してほしくなかったので、私がレイキをすることで、ご家族の皆さんそれぞれが心の内をさらけ出し、想いを伝え合っていただけたらと思ったのです。

人は本音を言わないことが多々あります。その人なりの美学やプライド、打算や氣遣いなどがあって、家族であっても本音をさらけ出さない人たちがいます。特に病氣の方々はその傾向が強いですし、多くの場合、ネガティブな感情や不自然な囚われを心の内に抱え込んでしまって、精神的に苦しんでいる人たちが多いように感じます。

レイキは物理的にも精神的にも〝不自然なもの〟を浄化し、自然の状態、ありのままの状態に戻す働きがありますから、レイキをすることで、そのお父様が囚われやプライドから解放され、心身共に少しでも楽になっていただいた状態で、ご家族と愛のあるコミュニケーションをしてほしいと思い、本音を伝えていただいたのです。

もしも、レイキをしていなかったら、囚われやプライドから解放されないままで、私が「いままでの人生はどうでしたか？」と聞いても、号泣することもなく、奥様への氣持ちなど本音を言うこともなく、体裁の良い言葉しか返ってこなかったかもしれません。

私にとってできる限りのことをしたつもりでしたが、それでも本当に良いことをしたのか？　自分は逆に差し出がましいことをしただけではなかったのかと、お店への帰り道、自問し続けながら帰りました。決して晴れ晴れとした氣分にはなれませんでした。

その日も翌日も翌々日も、その息子さんから何の連絡もありませんでしたから、やはり、私が行ったことがかえって良くない結果になったのだと思い、落ち込んでいました。

すると数日後、その息子さんがお店に来てくれて、私にいろんな話をしてくれました。

あの後、家族で泣きながら、いろんな話をして、お父様が心に抱えていたことを打ち明けたり、それぞれがそれぞれに思うことを話し合ったりしたらしいのです。

それからは、イライラしていることが多く、本心を言うことがなかったお父様が人が変わったかのようになり、奥様や息子さんだけに限らず、周りの人たちにいつも感謝の氣持ちを伝えるようになり、まるで別人のようになったとのことでした。

それからはお父様もお元氣になられ、私のレイキ人生が始まりました。噂は次第に広がり、さまざまな人たちが私のお店に来るようになったのです。

私の父は、私がレイキと出合う前に脳卒中で死んでしまったので、助けることはできませんでしたが、その分、ご縁のあった方々にレイキをして喜んでいただけるのなら、他界した父も少しは浮かばれるのではないかと考え、頼まれた場合にはいっさい断らず、ボランティアでレイキをしに行く日々が始まったのです。

人生丸ごと「ホリスティック・ヒーリング」

私のこれまでのレイキ人生では、さまざまな人たちにレイキをする機会がありました。私のお店のお客様やそのご家族や知り合いの方だけでも、いろいろな悩みや病氣を抱えた方々がたくさんいることに、改めて氣づかされたものでした。

大病の方々はもとより、人間関係のトラブルや家族間のトラブルなどで長年悩み苦しんでいた方々など、非常にたくさんいました。

阪神・淡路大震災後、レイキに出合って東日本大震災までの約15年間だけでも、仕事の合間に、1000人以上の悩みや病氣を抱えた方々にボランティアでレイキをし続けてきましたが、その時の経験と帯津良一先生はじめさまざまな先生方の本からの学びが、非常に役に立ちました。

ホリスティック医学が「人間丸ごと」を捉えるのと同じように、私も悩みや病氣を抱えた方々に、ただレイキ・ヒーリングという手当てをするだけでなく、心の内を聞かせていただくようにして、コミュニケーションを大切にしていました。

「病氣になった」ということは「病氣になった原因」が、それまでの人生の中に隠されている可能性があるわけですから、これまでの生き様などをお聞かせいただき、「人生丸ごと」で捉えるようにしていました。

なぜなら、レイキ・ヒーリングをすることで、余計なものが浄化され、身も心も癒され、ありのままの意識状態となります。その状態で、何度もコミュニケーションしていくことで、病氣の方に「氣づき」が起こり、その「氣づき」が起こったことで、病氣が役割を果たし終えて、その人のからだから消えていくということが起こるからです。

自分にとって都合の良いものも都合の悪いものも、すべての存在は理由があって存在しています。後述しますが、「生成発展の法則」が基本法則となっているこの宇宙では、その人の人生に現れるあらゆる出来事は、その人の生成発展のために存在しています。

要は、病氣など一見すると都合が悪いように見えるものも、その人の生成発展・進化成長のために与えられていることが多く、その人を生成発展させる深い「氣づき」が起こることで、病氣が消えることがあるのです。

すなわち、レイキ・ヒーリングさえしていれば良いというわけではなく、レイキ・ヒーリング＋コミュニケーションで氣づきを得るから、奇跡が起こるのです。

龍神レイキでは、病氣などの方と向き合い、寄り添い、レイキ・ヒーリング＋コミュニケーションの大切さを何度もお伝えしています。まさに「ホリスティック・ヒーリング」であることが龍神レイキの特徴の一つなのです。

レイキ・ヒーラーとレイキ・オペレーターの違い

このお父様の一件以来、仕事の合間に、週に2～3日ほどはボランティアで、さまざまな大病の方々やメンタルヘルス不調の方々にレイキをする人生となったのですが、ただレイキをして回るだけでなく、人生丸ごとの「ホリスティック・ヒーリング」として、レイキで心身をしっかり癒させていただき、さらに、コミュニケーションを大切にしてきました。

このコミュニケーションによって、これまでの生き様をお聞かせいただくなどして、「病氣になった原因」を探ったり、ネガティブな感情を湧き起こしてしまう癖を改善していただいたり、あるいは、いのちの尊さに氣づき、生き方を変えていただいたりなど、十人十色、人々のさまざまな生き様にお付き合いさせていただくようになりました。

先ほども書きましたが、龍神レイキでは、ただレイキ・ヒーリングという「手当て」をするだけの人のことを「レイキ・オペレーター」と呼んでいます。

一方、真の「レイキ・ヒーラー」とは、相手にただレイキ・ヒーリングさえすれば良いのではなく、コミュニケーションを大切にし、氣づきを促し、生き方・考え方・感じ方をも変え、天命の道を生きる人にしていくことができる人のことを言います。

日本発祥の「靈氣」は、技術はもちろん、本来は精神性をも磨くことが重要視されていたのですが、世界中に広がるにつれ、マニュアルと基本情報だけを伝える「レイキ」となってしまい、ただ「アチューメント」し、マニュアルと基本情報を教えて（伝授して）終わり」という団体が増えてしまいました。

そのため、精神性が高く技術力も確かな「レイキ・ヒーラー」や「レイキ・ティーチャー（マスター）」が養成されていない残念な現実があります。

しかし、龍神レイキでは、その名に相応しい真の「レイキ・ヒーラー」を養成することを重きに置いていますので、他のレイキ団体にはないカリキュラムや他では教えることがない深いこともお伝えしているのです。

第4章
「龍神レイキ」で世界を癒す

川島伸介

自覚・自律・自立！　そして、進化と共に症状が軽減される

「病氣になった」ということは、これまでの人生や生活の中に病氣になった原因が隠されている可能性がありますので、龍神レイキでは、病氣の方々には、人生を振り返り、悲観せずに内観して、「自分自身のどんなところが、その病氣になる生き方・考え方・感じ方になっていたのか」などを振り返っていただき、見つけ出すことによって、「ありのままの自分」「等身大の自分」に戻っていただくようにしています。

すなわち、まずは、自分自身を見つめ、向き合い、〝自覚〟していただくことから、スタートするのです。

例えば、「いつも周りに氣を遣って、言いたいことを言わずに我慢していた自分」がいたとして、それを掘り下げていきます。

すると、「嫌われたくない自分」や「良い人に思われたい自分」「人と摩擦を起こすのが面倒くさい自分」など、隠れていた恐れや欲が見えてくる可能性があります。

本来そのような状況というのは、「生成発展の法則」に照らし合わせると、コミュニケーション能力を磨き、自らを進化させ、周りの人々に言いたいことを我慢せず、摩擦なく話

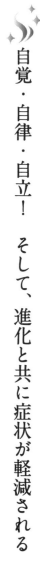

せる人になるための試練だったかもしれませんが、その試練と向き合わず、自分自身を誤魔化し続け、慢性的なストレスを抱え、病氣になったのかもしれません。

世間でよく言われる「良い人」が病氣になるのは、このようなケースが非常に多いように思います。我慢は時には美徳とされる場合もありますが、自分らしさを保ちながら、周りの人々との調和を図るために努力し、創意工夫することは、生成発展・進化成長することであり、人の美しさの一つです。

このように、内観することによって、「本当の自分」が見えてきます。「自覚」です。そして、病氣を生み出した生き方・考え方・感じ方を改善し、律していくのです（自律）。自覚、自律することで、ようやく、自ら立ち上がり、「自立」することができるのです。

これはまるで、天が人々に自立を促し、宇宙の基本法則である「生成発展の法則」に則った生き方へと導くように、病氣という試練（ギフト）を与えているかのようにも見えるのです。

実際に、病氣をきっかけに自分自身を深く見つめ、真剣に向き合い、自立することができた人々は、確実に「進化」しています。

その人が自覚・自律・自立し、生成発展・進化成長した時、病氣は役割を果たし終え、その人のからだから消えていくのです。

従って、病氣の方が自分の内側を内観しようとせず、生き方や考え方を変えようとしないまま、その原因と解決策を自分の外にばかり求めていたのでは、生成発展・進化成長がありませんので、いつまで経っても、病氣はその人のからだから消えないでしょう。

病氣がその人の生成発展・進化成長のために存在していると考えると、その見え方も向き合い方も変わってくるのです。

病氣などの試練は「生成発展の法則」に則った生き方に戻るためのチャンス

このように、病氣はその人にとって必要な天からのメッセージや、からだからのメッセージだと考えると、決してネガティブなこととは言えないのです。

実際に、病氣を生成発展・進化成長の大チャンスとし、自分の闇と向き合い、氣づきを得て、乗り越える人たちもたくさんいます。そのような人たちは、「病氣にならなかったら、大切なことに氣づけずに死んでいたかもしれない」「病氣になって良かった」としばしば口にします。

私もこの約30年近く、人生丸ごとの「ホリスティック・ヒーリング」を心がけ、ボランティアでレイキをしてきましたが、レイキをすることで、ネガティブな感情エネルギーや不自然な囚われが癒され、次第にその人の意識が高まり、進化成長すると、病氣が役目を終え、その人のからだから卒業してくれるケースが多くありました。

そのたびに松下幸之助さん（パナソニック創業者）が著書の中で繰り返し言及していた「生成発展の法則」の正しさを実感しました。

私は高校生の頃、好んで松下幸之助さんの本を読んでいましたが、その中に宇宙の基本法則としての「生成発展の法則」という言葉が頻繁に出てきました。

「生成発展の法則」とは「あらゆる存在は生成発展・進化成長するために存在しているので、良いも悪いも人生で起こる出来事は、生成発展・進化成長のために起こっており、この法則に反することなく、自ら生成発展・進化成長を心がければ、誰もが幸せになれる」というような意味です。

高校生の頃にこの法則を知った私は、ボランティアでレイキをしているうちに、その人の意識の進化と共に病氣が消えていく現象が起こることを何度も目の当たりにして、病氣は「生成発展の法則」から逸脱してしまった人に、軌道修正させ、「生成発展の法則」に則った生き方に戻るチャンスを与えてくれている可能性があることを感じたのです。

病氣さん、ありがとう

つまり、病氣というものは、その人をいじめたいわけでなく、その人に本当の人生・天命の道を生きてほしくて、いのち懸けで出現しているのかもしれないのです。

もちろん、不自然な生活環境や生活習慣によって発生しているものもあるでしょう。また、進化を促すというより、いのちの無駄遣いなどを是正し、本来のスタート地点に戻ってもらうためのものもあるでしょう。一概にすべてが生成発展・進化成長のためにあるとは言い切れませんが、その人の生き方・考え方・感じ方を見直すきっかけと捉えれば、ポジティブに受け止められる可能性があるのです。

病氣のおかげで、本当に大切なことに氣づき、人生が好転し、それが直るならば、「病氣さん、ありがとう」となるわけです。

わかりやすく言うと、「レイキ」が病氣を消しているのではなく、レイキをしたことで心身が癒された人が、不自然な囚われやネガティブな思考習慣を手放すことができたため、病氣が、その人のからだから卒業したという感じなのです。

だから、龍神レイキでは、病氣を生み出した本人や家族がレイキで癒されたことによって、大切な氣づきが湧き起こり、その氣づきによって、生成発展・進化成長し、生き方・

考え方・感じ方が変わることで、病氣が消えるものとしているのです。

心もからだも軽くなり、氣づきを促す

レイキ・ヒーリングを行うと、ぽかぽかとからだの芯から温かくなってきます。

それはすなわち、からだの氣の流れが活性化していることの現れなのですが、氣の流れが活性化すると、筋肉が緩み出し、筋肉が緩むと、心まで緩み出します。

親子喧嘩や夫婦喧嘩をしていても、お風呂に入って温まると、不思議と怒りが抑まり、赦そうという氣持ちになるように、からだが温まり、氣の流れが活性化し、筋肉が緩むと、心と頭が緩むのです。

この筋肉が緩むことと、心と頭が緩むことは密接な関わりがあり、非常に大切なことですが、レイキ・ヒーリングで癒されると、この筋肉と心と頭が緩むのがとても早いのです。

そして同時に、ネガティブな感情エネルギーや不自然な囚われが浄化されていき、身も心も癒されていくのです。

人間は感情の生き物ですから、喜怒哀楽があって当たり前ですし、ネガティブな感情が湧き起こってしまうことがあるのは、決して悪いことではありません。

逆に、そのネガティブな感情を隠したり、我慢したり、無理矢理ポジティブな感情にすり替えようとすると、よりネガティブなエネルギー状態になってしまいます。

ですからネガティブな感情になってしまったら、「私はこんなことでネガティブになるんだ」などと、自分自身の器や心の癖を知り、「自覚」するチャンスだと思えばいいのです。

ただし、そのネガティブな感情を〝慢性的に持ち続けてしまう〟と、病氣を患ってしまうことになるようです。

怒り、恐怖心、妬み、無氣力、罪悪感、かなしみなど、日々ネガティブな感情を持ち続けて生きていると、氣分が悪いだけではなく、その人の良さも壊れていきます。能力も落ち、免疫力も落ち、不運な人生を生きることとなります。

まさに帯津良一先生のおっしゃる「ときめき」とは真逆の生活になってしまうのです。

「正義感」など、ポジティブなことを抱えることもストレスに

病氣の原因となるのは、ネガティブな感情ばかりだけではありません。一見、ポジティブなことの中にも心身の不調を引き起こす可能性があるものもあります。

例えば、偏った正義感や美学を持つ人ほど、「どうして、あの人（社会）はわからないん

だ！」と、周りを裁いてイライラする傾向があり、それがかえって心から「自由」を奪い、ストレス過剰な状態を生み出します。

私の経験では、偏った正義感の強い人は、膠原病やリウマチなど、からだが固まるような症状を引き起こす傾向があるようです。

その場合には、偏った正義感など、心の中にある固いものを浄化することが大切です。

また、偏った美学がある人は、肝臓や肺、胃の不調などにもなりやすいと考えられています。偏った美学に当てはまらないことへの怒り（肝臓）や我慢（肺や胃）が、その要因になるのです。この場合も、怒りのエネルギーを浄化したり、我慢する癖を癒すことが大切です。

「思い通りにしたい」という欲を手放してみる

最近の書店には、「思い通りに生きて成功しよう！」といったテーマの本が数多く見られます。

これは、思い通りに生きたくても、思い通りに生きられない人々の願望を反映しているのでしょうが、実は、この「思い通り」というのが非常に危険なフレーズなのです。

この「思い通り」というものに執着すればするほど、「思い通り」の魔の手に引っかかり、縛られ、心の自由度を失っていきます。

なぜなら、「思い通りにしたい」という欲求が強ければ強い人ほど、「思い通りにならない」ことがあると、イライラ感が募り、ストレスが溜まりやすくなるからです。

「思い通りにしたい」という欲求が強い人は、ただ単に「思い通りにならない」ことにイライラを募らせるのではなく、謙虚になって自分自身の至らなさなどを内観内省したり、考えてみると良いですし、あるいは、「思い通りにする」ための努力や創意工夫することも大切です。

あるいは、「思い通りにしたい」欲求を持ち続けて生きてきて、結局、いつまで経っても「思い通りにならない」なら、それは根本的に何かが間違っていることもありますから、思い切って、「思い通りにしたい」という欲求そのものを手放してみると良いでしょう。「思い通りにしたい」という欲求を手放すと、同時に、「思い通りにならない」イライラも消えますから、「思い通りにならない」ことへのストレスがなくなり、心が軽くなり、自由度が高まり、心の視界が広がります。成功のチャンスも広がっていくでしょう。

「思い通り」を欲するより「想いのまま」に生きることで、道は開ける

もしも「思い通りにしたい」という欲求を手放すことができたら、その次は「想いのままに生きる」という方へ、シフトチェンジしてみてはいかがでしょうか？　風の時代的な生き方となり、自由度が高まります。

「思い通りにしたい」というのと、「想いのままに生きる」というのはまったくの別物なのですが、そのシフトチェンジによって、思いもよらない好運を手にするかもしれません！

「思い通りにしたい」の「思」は「田心」で、頭に浮かんだおもいですから、自我やエゴ、打算などが入ります。

一方、「想い」はその文字が表すように「木目心《きめごころ》」で、心に浮かんだおもいであり、イメージや祈りでもあり、社会や他者など、外側へ向けた「想い」なのです。

「思い通り」の落とし穴は、「思い通りにしたい」欲求が強いと、「本来の目的」を忘れ、「思い通りにする」ことが「目的」になってしまうことで、エゴが増強されたり、あるいは、「思い通りにならない」時に、不満やストレスが募り、本来の「目的」や「志」を忘れ、本末転倒になることがあります。

一方、「想いのまま」とは、結果に固執するのではなく、「想いのまま」という「あり方（状態）」に重きを置いていますから、自分の「打ち出した想い」と共に行動することを大切にします。

例えば、どんな結果になるかわからないけれど、「愛」や「感謝」という想いを持ち続けて頑張ってみる、とか。「思い通り」のように、それ自体が「目的」になることもありませんし、自分の「想い」に正直になることができます。

「想いのまま」は自ら「想い」を選択することです。「想い」は感情や志であり、その感情や志を自分で選択するのです。それは感情に振り回される「思い通り」とはまったく異なるのです。

すなわち、感情（心）に振り回されるのか、感情（心）を活用するのかの違いなのです。この二つの違いはとても大きいので、エネルギー的にはまったく別物になります。

これまでの男性性原理的な物質文明の時代は、「思い通りにしたい」という人々の欲求が社会のエネルギーの一つになっていたかもしれませんが、これからの時代は「想いのままに生きる」ことができる人たちが活躍する時代になるかと思います。

特に、愛のあるポジティブな「想い」は、宇宙とつながり、宇宙と手を組む生き方となりますから、宇宙からのサポートをしっかり受けることができます。

そして、宇宙としっかりつながり、宇宙からのサポートを受けるようになると、望まなくても、意図しなくても、行くべきところに行かされ、やるべきことをやるようになり、すべてが導かれていきます。

天命の道を生きることになっていきます。

そして、「成功したい」や「思い通りに生きたい」「怒られたくない」や「失敗したくない」など、「アメ（欲望）とムチ（恐怖心）」から解放され、心の自由度が高まります。心の自由度が高まることこそが、自らの岩戸開きということであり、そこから道はさらに開けていくのです。

「アメ（欲望）とムチ（恐怖心）」に縛られるのではなく、「愛と感謝」で生きる

現代社会では、潜在意識が「アメ（欲望）とムチ（恐怖心）」に縛られて生きている人たちがたくさんいます。これは、程度は違えど、どんな人にもあることではないでしょうか。

言葉は悪いですが、「（ニンジンをぶら下げられて）欲しかったら、走りなさい」や「あそこまで走ったら、ニンジンをあげるよ」というように、欲望（アメ）をあおられたり、あるいは、「しっかり働かないと、リストラしますよ」と言われたり、「間違えたら、上司に叱ら

れる」などと、恐怖心（ムチ）が行動のモチベーション（動機）になっているのです。

そして、それらでしか動けない、本氣になれない人たちというのは、たいていの場合、感情（心）に振り回されていますから、ストレスが溜まりやすく、心身のバランスを崩しがちです。

そのような生き方はやめて、ぜひ、「愛と感謝」を心の根っこにした生き方をしてみてください。それだけで体調も人生も良い方向に大激変するはずです！

いのちの使い方

もう、「アメ（欲望）とムチ（恐怖心）」に振り回されて生きている場合ではありません。欲望より「志」、ムチより「愛」を持って生きる方へと方向転換する時が来ています。

いのちは誰にでも一つずつ平等に与えられています。しかし、いのちの使い方は人によって大きく異なります。

「アメ（欲望）とムチ（恐怖心）」に振り回されて生きている人たちと、「愛と感謝」を持って生きている人では、そのいのちの使い方によって、形作られる人生が大きく異なりますし、健康状態もまったく別のものになるのです。

もしもこの本を読んでいる方の中に、「アメ（欲望）とムチ（恐怖心）」に振り回されて生きているな」と感じる方がいらっしゃるのなら、今日から物事の見方や、生き方を変えてみてください。なかなか変えられないのでしたら、ぜひ、龍神レイキの講座にお越しください。

高次元エネルギーを活用した超能力とレイキで、あなたのエネルギーの不調和を正し、今世のカルマとも言えるネガティブな思考習慣や不自然な囚われをいったん浄化します。頭も心もオーラも魂もすっきり癒されることで、宇宙とつながった「本当のあなた」となり、天命の道を生きるきっかけとなるでしょう。

神秘体験と実践経験から生まれた「龍神レイキ」

「龍神レイキ」も、日本発祥の「レイキ」がベースになっていますが、「レイキ」は正確には「靈氣」と書くのをご存じでしょうか？（「靈」は「霊」の旧字体）。

「靈」の文字は、そもそも〝幽霊〟という意味ではなく、「雨かんむり」に「口」が3つ、そして、巫女の「巫」を書きますが、「雨かんむり」は空から降りてくるものを意味し、「口」3つはお供えものを意味し、また「巫」は天から啓示を受ける者を意味することから、「天から降りてくる崇高なるもの」を意味します。

すなわち、「靈氣」は「天から降りてくる崇高なるエネルギー」を意味し、しばしば「宇宙エネルギー」や「高次元エネルギー」と表現されることがあります。

レイキをする者は、その「天から降りてくる崇高なるエネルギー」を通す筒となり、受信し、自分自身の心身に流したり（セルフヒーリング）、人や物に流すことが可能となります。ありがたいことに人や物に流す時も、筒となった自分自身にも「天から降りてくる崇高なるエネルギー」が流れますから、人や物が癒されると同時に、自分自身も癒されます。

ちなみに、「癒される」とは一般的には「リラックス」することと思われていますが、厳密には、「宇宙自然界とエネルギー的なつながりがある状態（宇宙とつながった状態）」のことを意味します。

エネルギー的に宇宙自然界としっかりとつながった状態になることで、その副産物として、〝悦〟とか〝快〟の状態が起きます。それが本来の〝癒される〟という状態のことなのです。

レイキは、頭や心に染みついた不自然な囚われや刷り込みなど、不自然なもの（宇宙自然界に反するもの）を浄化して心身を癒してくれます。

使えるようになるのに、修行も集中力も不要ですから、簡単なやり方を覚えていただくだけで、どなたにでも使えます。龍神レイキの講座には、3歳のお子様から90歳のご高齢の方まで、幅広く習いに来ていただいています。

このように、誰でも使うことができる「レイキ」をさらに進化させ、パワーアップしたものが「龍神レイキ」です。

その始まりは、東日本大震災直後より、全国各地のエネルギー的に歪みが強く発生した土地にレイキを活用し、さまざまな浄化や大地のエネルギー状態の調整・正常化をしていた時に私に起こったさまざまな神秘体験です。

その神秘体験によって体得した新しい技法と、これまでのボランティアレイキ（28年間で病氣の方1000人以上）をしてきた経験と考察によって、これまでのレイキにはない、「龍神レイキ」ならではのパワフルなテクニックとノウハウを完成させることができたのです。

東日本大震災からスタートした「レイキ」が世界に広がる

東日本大震災が発生した時、私は当時、品川にあった株式会社船井本社の応接室で、船井勝仁社長と打ち合わせ中でした。阪神・淡路大震災の時より強く長く揺れていたため、最初は首都直下地震が来たのだと思いました。

そして、私はとっさに、隣の部屋におられた船井幸雄会長の元へと、助けに行きました。その後、船井幸雄会長は社用車で帰宅され、私と船井勝仁社長は、徒歩でご自宅へと向かいました。

東京の街は帰宅難民で溢れ、交通は完全にマヒし、先ほどまでの平穏だった日常は一瞬にしてカオスとなりました。

以前にも触れておりますが、私は阪神・淡路大震災をきっかけに、もう二度と、大災害が起きてほしくないと強く願い、人々の心を変えるために脱サラし、それまでの月日を走り続けてきましたから、東日本大震災が起きた時は本当にショックでした。

でも落ち込んでばかりはいられませんでした。福島県では原発がメルトダウンし、次の悲劇が起こる可能性がありました。一時避難や逃げられる人たちはすぐに福島県を脱出しましたが、さまざまな事情で福島県を出られない人たちもいました。私の知り合いもその一人でしたから、その人を助けに福島県に入ったのですが、大変な事態になっていました。その時の情景はすさまじく、一生忘れることはできません。

そして、知り合いにやっと会えると、手のひらも足の裏も黄色くなっていました。よく見ると、知り合いだけではなく、周りの人たちの多くも同様の症状を示していました。

また、熱が下がらない人や鼻血が止まらない子どもなど、誰もが何らかの症状を訴えていて、子どもたちの泣き叫ぶ姿には、本当に心が痛みました。

さらに、お亡くなりになった方々や、そのご遺族のお氣持ちを考えると、私自身も本当に辛くかなしく、その苦しみを共に感じました。

そのような中、仕事の合間にボランティアで福島へ通ううちに、鼻血の止まらない子どもたちや、熱が下がらない人たちに、レイキ・ヒーリングをしていくのですが、不思議と一発で収まることがあり、とても喜ばれました。中にはレイキを知っている人もいて、その人たちは「川島さんのレイキは、他のレイキとは次元が違う」と言ってくださり、また、何人もの方々から、「川島さんも忙しいでしょうから、私たちにレイキを教えてください。そしたら、自分の身も家族の身も自分たちで守ります」と言われて、レイキを教えることにしたのです。

そのことがきっかけで私はすべての事業を引退し、「レイキ」の普及に勤しむ日々が始まったのです。

とはいえ、どうしたら良いのかわからないこともありました。特に最初は独りだけで動いていましたから、ただ呼ばれたところにレイキを教えに行くような感じでした。

レイキを教えるのはまったくの素人でしたが、不思議と行った先々で「面白い」と評判になり、次第に口コミで広がっていきました。そして、氣がつくと、1年ほどで北海道から沖縄まで教えに行くことになり、さらには、海外にまで広がっていたのです。

「龍神レイキ」と名付けたのは台湾のチャネラー

初めての海外講座は台湾でした。その講座が大成功したので、半年後にまた台湾へと行くことになりました。

そして、その時に台湾で有名なチャネラーのAさんから、「あなたのレイキを、これから、龍神レイキという名前にしなさい」と突然言われたのです。

最近の「龍」ブームの影響で、自称「龍遣い」などと言う人もいますが、私は神様の名前を付けるなんて、おこがましいと感じていましたから、そのチャネラーAさんの提案をお断りしました。

すると、「私たち中華圏の人間は、みんな、龍神◎◎と名前を付けたいけれど、神様の許可がないと付けられないの。でも、あなたの場合は、神様が龍神レイキという名前にしなさい、と言ってるんだから、龍神レイキにしなさい！」と言うのです。

それでも私は、そのAさんの言うことを無視し、日本に帰ったのです。

すると、半年後、そのAさんが日本に来て、「あなたはどうして、龍神レイキという名前にしないの！　龍神レイキにしなさい！」と責め立てるので、それがきっかけで「龍神レイキ」という名前を使わせていただくことにしたのです。

元ハーバード大学医学大学院研究員　ナタリー・ダイアー博士が龍神レイキの顧問に！

「龍神レイキ」という名前になってからというもの、どんどん忙しくなり、北は稚内から南は与那国島まで、全都道府県に、龍神レイキ・メンバーが増えていき、海外はアメリカ、カナダ、ドイツ、イタリア、スイス、イギリス、フランス、フィンランドと広がっていき、2024年はニュージーランド、オーストラリアにも広がりました。

そして、2020年12月には、ご縁あって、世界最大のレイキの研究機関であるセンター・フォー・レイキ・リサーチの代表で、世界で最もレイキを研究しているハーバード大学医学大学院（現在は退官）のナタリー・ダイアー博士が、龍神レイキの顧問になってくださりました。

ナタリー・ダイアー博士は、ハーバード大学医学大学院の研究員であった時から、レイキ・マスター（ティーチャー）でもありました。

レイキの大いなる可能性をご存じで、私と同様に、レイキの普及を天命とされていたのです。ですから、2019年に初めてお会いした時には、すぐに意氣投合し、話が弾みました。

また、すでにアチューメントを受けていたにもかかわらず、私からの再アチューメントを希望され、急遽させていただくことになりました。

それがきっかけで、その後、ビデオ通話を通じて何度かやりとりをし、友好を深めていきました。

今回も私の1冊目の著書に続き、ナタリー博士のレイキに関する研究論文の掲載を快く承諾してくださいました。ナタリー博士のご協力に心から感謝の意を表します。

東京大学　名誉教授　矢作直樹先生の寄稿と対談

そして、さらに、2022年12月には、『龍神レイキ』（小社刊）というタイトルの初の著書も出版させていただきました。この著書には、ナタリー・ダイアー博士のレイキの研究論文と、東京大学 名誉教授（以前は東京大学医学部附属病院救急部・集中治療部部長）の矢作直樹先生の寄稿と対談を掲載させていただきました。

２０２２年の時点では、レイキと出合い、ボランティア・レイキを開始して26年が経ち、そして、東日本大震災を経て、レイキを教え始めてから11年が経過しました。新型コロナウイルスに始まった世界的なパンデミックによって世の中が混沌とし、また、現代医学では太刀打ちできないような病氣も増したせいか、ようやく日本でも「レイキ」が注目され出したように感じています。

先ほども述べましたように、すでに海外ではレイキは広く知られており、実際に病院やスパなどでも活用されておりますが、現在の世界情勢を見ると、何一つ道具を必要とせず、どんな状況や環境下でも心を穏やかに保ち、中庸な意識状態にしてくれる「レイキ」は、これから、ますます必要とされ、広がっていくように思います。

一人でも多くの方々がレイキの光に導かれ、「安心立命」の境地に至ることを心から願っています。

特別対談

人生100年時代の「心とからだを癒す生き方」

「氣」を巡らせて生命力を高めよう!

龍神レイキ 創始者
一般社団法人 日本レイキヒーリング・アソシエイション代表理事
センター・フォー・レイキ・リサーチ 特別会員
川島伸介

×

医学博士・帯津三敬病院名誉院長
日本ホリスティック医学協会名誉会長
帯津良一

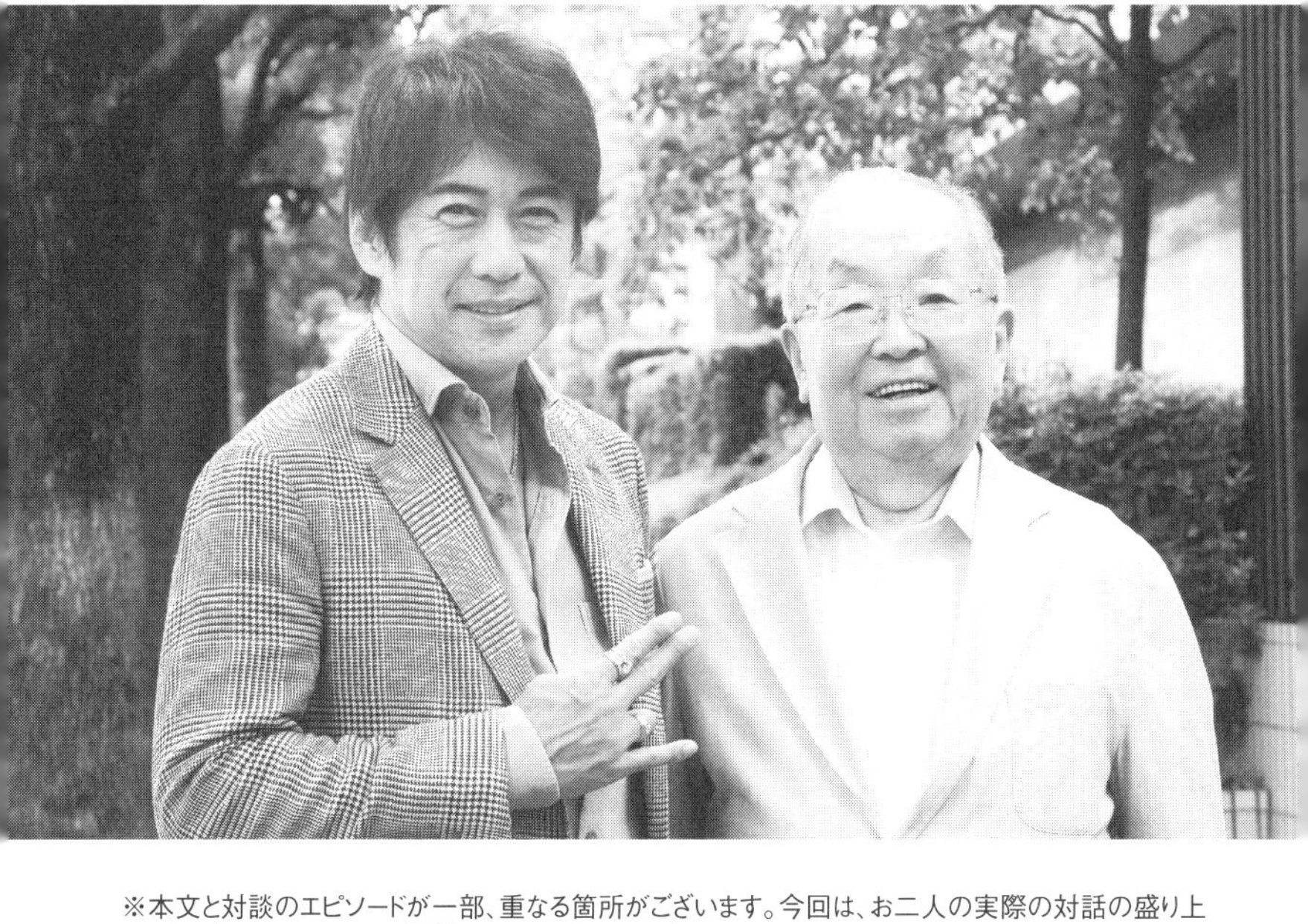

※本文と対談のエピソードが一部、重なる箇所がございます。今回は、お二人の実際の対話の盛り上がりを伝えるため、あえて掲載しております。予めご了承ください。

父の病気が人生や生き方を学ぶきっかけに

川島　僕は20代の頃、帯津先生の本を初めて読ませていただいて、「こんな素晴らしい医師がいるんだ!」と感動したんです。いつかお目にかかりたいと願っていたので、こういう形でコラボレーションさせていただけるなんて夢のようで、とても光栄に思っています。

帯津　こちらこそご縁をいただいて、ありがたく思っています。講演会を一緒にやらせていただいた時に、川島さんの龍神レイキのお話を伺い、非常に興味を持ちました。あの時のレイキのエネルギーも強烈でした。

そもそも川島さんは、どういったきっかけでレイキをやるようになったんですか?

川島　20代半ばに、たまたま知人に紹介されてレイキ・セミナーを受けたんです。

その時はまだエネルギーもよくわからないし、半信半疑どころか「レイキは怪しい」と思っていました（苦笑）。もちろん将来、自分がレイキを仕事にするなんて夢にも思わず……。

でも振り返ると、いろいろ苦労があっても、常に目の前のことに一生懸命だったからいまの自分があるわけで、人生に起こることは何一つ無駄がないとわかります。

僕の人生にとって、大きなターニングポイントになったのは父の病気です。

父が脳卒中で倒れたのは、中学3年生の時でした。僕は4人兄弟の3番目で、大黒柱がなくなって一気に家計が苦しい状況になり、家計を少しでも助けようと、高校に入るとすぐに僕も飲食店でアルバイトを始めました。

最初は「なんでこんなことになったのか」と、辛い気持ちが大きかったんですが、この時期の経験が僕にとって、社会や人間の生き方、人生について考える絶好の学びの機会だったと、後から気づきました。

その当時は、とにかく稼げる人間になって父にもっと良い治療を受けさせたい、母を楽にしてあげたいと思い、それなら経営者になるのがいいだろうと、松下幸之助さんや船井幸雄さんなど経営者の本、成功哲学や自己啓発の本をよく読んでいました。

松下幸之助さんの本に、「この世界は、宇宙の基本法則である生成発展の法則に支配されている。この法則に沿って生きると、健康で幸せな人生を送ることができる。逆に、この法則から外れると、病気になり不幸せになってしまう」というようなことが書かれていたので、「辛い、大変と思いながらやるのも、面白い、楽しいと思いながらやるのも、同じ1時間。それなら僕はこのアルバイトを通して、自分を成長させるために、いろいろな勉強をさせてもらおう」と決めました。

そうしたら、アルバイトに行くのが楽しみに変わったんです。それで何でも学びのつもりで、自分から積極的にお客様に声をかけるようにしました。

そうすると、オーダーを受けたり、お酒を渡すというやりとりだけでも、そこにお客様の人間性が表れて、人によって態度が違うことに気がつきました。健康的で肌ツヤが良く、いつも笑顔で「ありがとう」と優しく応じてくれる人は人生がうまくいっていて、一方、ぶっきらぼうだったり、偉そうな態度の人は、人生うまくいってないという感じでした。

生成発展の法則に則っている人と、そうでない人の差がここに表れているんだな。成長を心がけて生きている人と、何も意識しないで生きている人との差が大きいんだな、心の差が人生の差になっていると感じました。

帯津　多感な10代の頃に、大変な経験をされたのですね。その学びは人生にとって大きいと思います。

川島　当時はとにかく必死でした。父の病気をなんとかしたいという思いもあって、東洋医学的な本も読んでいました。病気を治すには、からだのことだけをやってもダメで、メンタルや生命力を上げる必要があると直感的に気づいて、模索していたんです。

「病気はネガティブなものではなく、大事なことを気づかせるためのギフトだ」とある本に書かれていて、なるほどと思いました。生成発展の法則でいう、人生で起こることは良いことも悪いこともすべて、その人の進化のために起こる。そう捉えると、人生で出合う物事はすべて自分の成長のためにあって、誰かのせいということはないと理解しました。

結局、闘病中だった父は、僕がレイキに出合う前に、二度目の脳卒中で天に還ってしまったんです。なんとか救いたかったけれど、それができなかったことが本当に辛くて、うつ状態にもなりました。

でも、当時の経験があったからこそ、いまは病気で悩む人やそのご家族の気持ちに寄り添いながらレイキを行うことができるのだと思います。

レイキで痛みや症状が消えるとたちまち評判に

川島　僕にとってもう一つのターニングポイントは、1995年に起きた阪神・淡路大震災でした。

その頃はサラリーマンをしていたんですが、瓦礫の山となった街の惨状を目にして、愕然としました。経済優先で自然環境を破壊してきた人間の傲慢《ごうまん》さと、自分さえ良ければというエゴと強欲が、不調和を招いているということに改めて気づかされ、人間の意識を変えなければ地球と人類の未来は危ないと思ったんです。

それで、人々の意識を変える仕事をしなければと思い、勤めていた会社を辞めました。そして1年後、縁あって飲食店を営むことになったんです。

お店には、松下幸之助さんや船井幸雄さんなど、僕が影響を受けた方々の本を並べて、その先生方の考え方や情報を来店するお客様たちに伝えて、自分なりの啓蒙活動をしていたわけです。お店はそこそこ順調でした。

その後、何年かして、知人の誘いでレイキ・セミナーを受講したんです。何も感じないし、半分騙された気分で帰りましたが、せっかく高い受講料を払ってレイキの伝授を受けたので、教わった通りに使ってみようと、最初は飲み物や食べ物にレイキを試しました。

すると、驚いたことに１００パーセント味が変わるのです。レイキのエネルギーが化学物質を浄化して、本来の美味しさを引き出すからなんですが、「美味しくなった」とお客様にも驚かれました。

さらに、疲れているとか、からだのどこかが痛いというお客様にレイキをすると、からだが楽になった、痛みが軽くなったと喜ばれて、評判が口コミで広がっていきました。

帯津　元々、川島さんはレイキの適性があったのかもしれませんね。

川島　それはどうかわかりませんが……。

僕はレイキでいっさいお金をもらうつもりはなくて、ずっとボランティアでやっていました。父を救えなかった後悔が大きかったので、目の前にやってくる病気の人たちに喜んでもらえたら、死んだ父も浮かばれるんじゃないかと、そんな思いもあったんですよね。

ただただ「その方が本来の健康的な状態に戻るようにレイキをさせていただく」という気持

ちで続けていました。もちろん、レイキだけでなくご本人が自ら、何らかの気づきを得ることも大切だと思っていましたから、とにかくご縁をいただいた方々に、意識や思いを変えるきっかけになるようなお話もお伝えしながら、誠意を込めてレイキをやっていたんです。

レイキを始めて1ヶ月半ほどした頃、友人から「父が余命を宣告されたので、ぜひみてほしい」と頼まれました。友人の状況がかつての自分と同じで、二つ返事ですぐにお宅へ伺いました。

お父さんにお会いして、1時間くらいレイキ・エネルギーを送ったら、表情もだいぶリラックスして楽になった様子でした。からだが緩むと、囚われやこだわりが取れてきて、子どものように素直な心の状態になるので、そこで、一つ質問をしたんです。

「お父さん、いままでの人生は、どうでしたか?」と。すると、その方はいきなり号泣し始めたんです。

「俺はまだ死にたくないんやぁ。いままで仕事ばっかりの人生やった。なんでこんなことになってしまったんやぁ」と、涙ながらに叫ばれて……。50代半ばのその方が、数年前に亡くなった父の姿と重なり、僕もせつなくて泣けてきました。

その方は、家族のために頑張ってはきたが、いままで奥さんや息子さんに苦労ばかりかけて何もしてやれてなかったと、涙ながらに懺悔の気持ちを訴えていました。

僕は、「お父さん、人間、生きているうちにしか想いは伝えられないし、あの世に行ってから後悔しても遅いんですよ。いまならまだ間に合うんですから、奥さんにその愛を伝えてください。息子さんに人生で得たこと、学んだことを伝えてあげてください。そうすれば、奥さんと息子さんの中で、お父さんがずっと生き続けます。後悔しないために、素直な気持ちを伝えてくださいね」と言って、その場にすぐご家族を呼びました。ご本人が涙ながらに感謝を伝えると、奥さんも息子さんも号泣でした。

赤の他人の僕ができるのはそこまでだったのですが、この後、ご家族はお互いにそれまで言えなかった感謝や愛を口に出すことで心が一つになり、奇跡を起こすことができたんです。

奇跡を起こすには神様から応援される人になること

帯津　ボランティアで活動するというのは、簡単なことじゃないと思いますが、相当な数の方にレイキをされたんじゃないですか?

川島　お店を経営していた6年間で、200人以上の病気の方々にレイキをしました。難しい病気の方も多かったのですが、症状が改善されていく様子を目の当たりにしました。

例えば、筋肉が萎縮していた方が動けるようになって、職場復帰ができたり、8年間も下痢や腹痛などの症状があった方が、普通に食事ができるようになったり……。

数年前、先天性の神経障害の難病で下半身が不自由な女の子が、母親と一緒に、僕のところにレイキを受けに来ました。当時、その子は小学校5年生。股関節から足首まで歩行補助の装具をつけ、松葉杖をついていました。医師からはいまの医療では治らないと言われたそうです。

初めて会った時、「いままで本当に大変やったな。おっちゃんがどこまで君を助けられるかわからないけど、頑張るからな。君も頑張れるか?」と、その子に声をかけました。そうしたら、はっきりとした声で「私、頑張る!」って言ったんです。その子の強い意志を感じました。

「偉いなぁ。一緒に頑張ろうな」と伝え、これから何をすればいいかを説明してあげました。

「目に見えないエネルギーには、レイキ以外にも、言葉のエネルギーや想いのエネルギーがあってな。君はこれから毎日、『足さん、私のからだを支えてくれてありがとう』と繰り返し言いながら、感謝の想いを込めて自分の足にレイキをしてあげてほしいねん」

そう伝えると、女の子は「わかった、やってみる」と、笑顔で答えてくれました。

次に、僕はその子のお母さんに、一つ質問をしました。

「この子がお腹の中にいる頃に、大きなストレスを感じるような出来事は何かなかったですか?」と。なぜこんなことを聞いたかというと、これまでレイキでいろいろな人に対応してきた、僕なりのデータ分析から、お母さんが妊娠中、過剰なストレスを受けると、その影響が赤ちゃんにも及ぶとわかっていたんです。

するとその方は妊娠中、ご主人と毎日のように喧嘩をしていたそうです。それを聞いて、僕は胸が詰まる思いがしました。本当なら、新しいいのちの誕生を心待ちにして、夫婦が一番幸せに過ごせる時だったと思うんです。それなのに、二人が喧嘩ばかりしていて、お母さんがネガティブな感情を抱え続けていたら、そのエネルギーはダイレクトにお腹の赤ちゃんにも行ってしまうはずです。

影響は僕らが考えるよりもはるかに大きくて、胎児が細胞分裂して成長していく段階で、エネルギーが滞って不調和が生じてもおかしくないと思うんです。

帯津　母親の心身の状態は、胎児に影響を及ぼすでしょうね。

川島　その子が生まれると、すぐにご主人と離婚したそうで、彼女はシングルマザーとして相当な苦労をしてきたと思います。それで彼女にこう伝えたんです。

「先天性の病気の人にレイキをするのは僕も初めてだから、正直なところ、どうなるかまったくわからないけど、僕にやれるだけのことを本気でやるつもり。でもいまより良くなるためには、まずは何よりご本人が病状の改善を強く願い、病気に向き合うことが大切。

それと、お母さんも女手一つでこの子を育ててきて、本当に立派だと思う。だけど、この子が病気で生まれてきたってことは、産んだお母さん自身も何か気づくべき大事なことがあると教えてくれてるかもしれないから、いままでのことから学んで、お母さん自身も変わらないとあかんと思うよ。つまり、これまでの思考や言葉、習慣やら行動やら、生き方そのものを変えて、宇宙から応援される人になるってこと。娘さんのために、お母さんも一緒にやっていけますか？」

すると、泣きながら「わかりました、やります」と答えてくれました。

それからは、月に2回、僕に会って直接レイキを受けてもらって、会わない間は、毎日親子で、一生懸命にレイキをしてもらっていたんです。先ほどお話ししたように、「ありがとう」とからだに言葉をかけながら、一生懸命に本人はレイキをしていたんだと思います。

すると驚いたことに、4ヶ月後、その子は生まれて初めて尿意がわかるようになったそうです。神経がつながってきたということで、医師が「ありえない」とびっくりしていたそうです。

それからさらに4ヶ月後。今度はもっとすごくて、京都の鞍馬山の山頂近くにある奥の院（レイキ発祥の地と言われている）まで、ケーブルカーを使わず、自分の足で歩いて登ることができました。かなりハードだったと思いますが、初めての経験に「すごく楽しかった」と最高の笑顔を見せてくれました。

それからさらに2ヶ月後、僕と出会ってから10ヶ月の頃には、主治医の先生から、足の装具を外していいと言われたんです。10年以上装着していて、からだの一部のようになっていたサポートがもう不要になり、自分自身の力で歩けるって、文字通り〝自立〟ですよね。

翌年、小学校6年生になって、生まれて初めて運動会に参加でき、すごく嬉しかったと報告してくれました。

その後、中学に入った時には、もう普通に歩けるようになっていましたから、誰も彼女が2年前まで歩けなかったなんて思わなかったでしょう。僕やレイキの仲間みんなが、彼女の起こした奇跡のような出来事に目を見張りました。

帯津　それはすごい奇跡的な改善ですね。がんが治るよりもすごいかもしれない。

川島　心身の不調がレイキで改善するメカニズムを、科学的に解明することはまだ不可能だと思うんですが、僕は多くのケースを見てきて、ご本人の意志や心のあり方が大きく影響していると感じました。

本人の意志と行動、頑張りを、宇宙が応援してくれるんですよね。僕はサポートしただけで、一番は本人が本気で取り組んだからです。

彼女のケースは一例であって、他にもこのような変化を見せてくれた人はたくさんいますが、本人の自覚が一番大事です。純粋な気持ちで「こうなる」と自分で決めたら、人はどんなに大変なことでも行動できるんだと思います。

帯津　心とからだは連動していますから、どんな場合であっても、患者さんの自然治癒力、自然免疫力が働くことで、症状が消えていくわけです。その自然治癒力を引き出すのが、レイキのエネルギーということになるんですが、点火役としての施術者の力量が関係してくるはず。

そこは川島さんだから、医学的に難しいとされる方々にも、眠っていた治癒力を目覚めさせることができたんだろうと思います。

川島　先生は「人を癒すにはいのちの寄り添いが大事」だと、ご著書でも語っていらっしゃいますが、僕はたぶんその〝いのちの寄り添い〟を無意識にやっているからだと思うんです。病気で苦しんでいる方に、とにかく元気になってもらいたい一心でレイキをやっているんですよね。

帯津　心といのちにどれだけ寄り添えるか、患者さんのことをどれだけ思いやれるかが、生命場の活性化になるんです。その一番大事なところを、川島さんは心得ているのでしょう。

生きながら宇宙と一体になることを目指そう

川島　僕は龍神レイキの講座を全国各地で開催していまして、コロナ前は海外にも出かけていました。参加される多くの方々に接していて驚くのですが、現代人は五感が鈍っていて、エネルギーが通りにくいですね。気やエネルギーがわからない、何も感じないと言われるので、まずオーラに染みついた不要なものを浄化していきます。余計なものを取り除くと、感じられるようになるし、本来のいのちの力が発揮されるようになります。

気やエネルギーを感じるコツは、頭と心を静かにすることです。いまは情報過多の日常生活で、パソコンやスマートフォンで大量の情報に四六時中、触れているので、思考はフル稼働しっぱなし。脳の中はノイズだらけで、余計なことを考えすぎているんです。

そよ風が感じられないとか、花の香りもよくわからないとか、季節の移ろいがわからないという人もいますが、やはり考え事をしているからです。思考ばかり使っていて脳が疲れ、ますます五感が働きにくくなり、感覚が鈍るという悪循環に陥っています。

そんな人は、頭にレイキをすると、ノイズが解消されて静かになります。そうすると勝手に、自然の気が感じられるようになるんです。

一番いいのは、時々、自然の中に身を置いて、静かな時間を過ごすことですね。日頃、忙しく過ごしている時は聞こえてこない、鳥のさえずる声や、風が木の葉を揺らす音、水の流れる音が、心地良い響きとなって自然と自分の中に入ってくるはずなんです。

帯津　おっしゃる通りで、自然の中で静かな時間を持つのはいいことですね。自然の持つエネルギーは、からだと心を整えてくれますから。

白隠禅師（※注5）は、「生きながらにして虚空《こくう》と一体となることが大切」だと説いています。「虚空」とは仏教用語で、宇宙のすべてを包容して、その存在を妨げない偉大なる空間のこと。高次元宇宙と言ってもいいでしょう。

虚空は私たちの生命の故郷で、すべての人は虚空からやって来て、生を全うしたらまた虚空へ帰って行くわけです。もし生きながらにして虚空を感じることができれば、それは悟りの境地と言ってもいいのではないか。それを求めるのが養生だと、白隠禅師は教えています。

この考え方を基に私は、宇宙と一体となることを目指す、「新呼吸法『時空』」という呼吸法を考案したんですよ。

これを毎日、習慣にして続けていただくと、心とからだのバランスが取れて健康的になります。私はこれを日課としているからか、ここ30年、風邪一つひかず、充実した毎日を送っています。

川島　本当に、先生はいつもエネルギッシュですね。僕にとって人生のお手本です。

※注5：臨済宗中興の祖で、坐禅を養心養生の長寿法として説いた禅師、白隠《はくいん》慧鶴《えかく》。

笑顔を心がけて生きると、健康度が高まる

川島　僕は講座でいつも、笑顔の大切さをお伝えしているんです。皆さんにやってもらうんですが、笑顔で鼻から息を吸うと、普段よりたくさんの酸素を吸いこむことができます。ところが、眉間にしわを寄せた状態で鼻から息を吸おうとすると、ちっとも酸素が入ってこないんです。

つまり、笑顔でいる時や機嫌よく過ごしている時は、自然と呼吸ができているけれど、イラ

イラしていたり怒っている時は、十分に酸素を取り込めていないわけです。

1日24時間、呼吸の回数は人によってさほど変わらないけれど、人それぞれのその時の心の状態で、摂取する酸素の量に差が出てくる。一瞬一瞬の呼吸を意識するのは難しくても、〝笑顔〟を心がけて生活することができれば、1日の酸素の総摂取量は増えるわけですね。

笑顔で過ごす時間が長くなるほど、十分な酸素が取り込まれるので、脳が活性化するし、全身の細胞も活性化することになります。

龍神レイキ講座では、「レイキをやることももちろん大事だけど、笑顔の素敵な人になることが一番の基本」と教えているんです。それに、レイキを使うと、常に自然の気を流しているので、余計なことが気にならなくなって、自然と笑顔が出るという好循環が生まれます。

単にレイキの技術を習えばいいわけじゃなくて、生き方と心のあり方が大事。笑顔を心がけることが、セルフヒーリングでありセルフチャージングになり、より良い生き方につながるんですよね。

帯津先生のように、笑顔を見るだけで癒されてしまう存在というのは、究極の癒し人ですし、僕が目指す理想の姿です。

帯津　笑うことは免疫力を高め、幸福感をもたらすという研究データも出ていますし、笑顔は自分だけでなく周りの人も元気にします。ところがコロナ禍は、マスクで笑顔が隠れてしまっていて困りましたね。

私の病院でずっとノーマスクなのは私だけでした。パンデミックが始まってからずっとそう。患者さんが診療室に入ってくると、私の顔を見てマスクを外そうとするので、看護師が「あなたはしておいて」と慌てて制していたものです（苦笑）。

川島　先生のその笑顔が、患者さんには一番のカンフル剤ですから（笑）。先生の診療室に入っただけで、きっと安心感が違うでしょう。

帯津　日常生活で必要な最低限の対策をして、できるだけストレスを溜めずに健康的に過ごし、食事や運動などで自然治癒力、免疫力を高めることを心がけていれば、むやみにウイルスを怖がることはないんです。

川島　ですよね。マスクをしていたら酸素の摂取量も減るし、脳が不活性になる。本当は外して、お互い笑顔の見える関わり方をした方が、絶対に良いと思うんです。

特に子どもたちは、大変な状況に置かれていました。欧米の研究で、マスクをしている子どもたちの脳の成長度合いに、遅れが見られるといったデータが発表されています。

帯津　長時間のマスク着用の方が、リスクは大きいと私は考えます。十分な酸素を取り込めないことで、自律神経のバランスが崩れてしまうからです。

私の病院にも、「なんとなくからだの調子が悪い」「気分がすぐれない」という方が多く来られています。

元々、現代生活は、溢れる情報にさらされて、交感神経が過剰に働きすぎています。本当なら、リラックスすると副交感神経が働いて、本来のバランスにリセットできるはずなのですが、いまはストレス過多の状況のうえに、コロナ禍になって、交感神経優位に拍車がかかっているわけです。

川島　おまけに心配と不安をあおる情報が溢れていますし、行動に制限がかかって、余計にストレスがかかってきます。これでは気持ちが休まらず、自律神経は安定しませんね。

帯津　副交感神経を上げる一番の方法が呼吸です。息を吐く方が副交感神経を高め、息を吸う方が交感神経を高める働きがあるからです。なので、呼気に気持ちを込めて、意識的にゆっくりと呼吸を続けることで、副交感神経がアップするんです。

川島　当然ですが、宇宙や自然界は、常にエネルギーが循環しています。地球では、動物も植物も調和の取れた循環の中にいて、僕ら人間だけが循環から外れてしまっているんですよね。だからさまざまな不調和が生じています。

そのような方に僕がレイキのアチューメントをすると、その方にレイキの回路が開き、天地宇宙自然界とつながります。そうすると、元々の調和が取れた状態になるので、自然界の循環に自動的に戻れるんですね。本来のあり方に戻るのをサポートするのが、レイキの役目だと思っています。

先生がおすすめされている気功や呼吸法、そしてレイキも、エネルギーを体内に巡らせる簡単な方法で、どこにいても気軽にできますね。

エネルギーが枯渇していたら、自然からエネルギーをもらうこともできます。朝の太陽の光を浴びること、自然の中に身を置くこと、公園を散歩したり、家庭菜園を楽しんだり花や緑とふれあうことは、とても健康的なエネルギーチャージと言えます。感じようとすると、鈍った五感の感覚も戻ってきます。

帯津　おっしゃる通りで、特に都会で人工物に囲まれた生活をしている人は、自然界の調和からかけ離れてしまっているので、意識的に自然と触れる行動をした方がいいですね。

自然治癒力をスイッチオンにする役目のエネルギー療法

帯津　以前、ジョイントで講演会をさせていただいた時、あの場で川島さんがレイキのデモンストレーションをされたでしょう。私は近くにいて、ものすごいエネルギーを感じ、「これは大したもんだ」と思ったんですよ。

それで興味を持ち、自分でも勉強しようと思って、レイキの本を買って読んだんです。そうしたら、「レイキの場合、テクニックはいらない。宇宙のスピリットを引き寄せて導入すればいい」と書かれていました。

なるほど、これが原理なら、自分がやってきた気功とも近いし、だったら専門家にお任せして、私はそばで楽しませてもらう方がいいだろうと思ったんですよ（笑）。

川島　レイキはテクニックじゃなくて、宇宙とつながってエネルギーを流すだけなので、言ってみれば、誰でもできるものなんです。でも、その人の意識の状態やオーラで、個人差が出てくるんだと思います。

帯津　私の患者さんの中には、診療が終わった後、「先生、気を入れてください」と申し出てくる方がいるので、希望に応じて手を当ててあげています。

どうやるかというと、左手に虚空の気（宇宙根源のエネルギー）をいただいて、右手から出すのです。臍下丹田《せいかたんでん》のあたりに手を当て気を送るのですが、患者さんはうっとりした様子で気持ちが良いのでしょう。私の手から、エネルギーが流れているのがわかります。

その患者さんが次に診療にみえた時は、こちらから「気を入れるんでしたね」と言わないと誠意がない。だからカルテに必ず明記しておくんですよ。

逆に、興味のない人、求めていない人にそんなことをしたら「怪しい」と思われてしまうのでね（苦笑）。あくまでも、望まれたら応じるというスタンスです。

川島　先生がなさっていることは、レイキと同じですよ。患者さんにとってみたら、先生に話を聞いてもらうだけで癒されるでしょうから、手を当てていただいたら、自然治癒力が一気に高まるでしょう。

一般の病院の治療を受けながら、龍神レイキを受けに来られる方もいますが、レイキによって自然治癒力や免疫力が上がるので、回復が速やかなんです。レイキのエネルギーが流れると、からだは本来のあるべき状態に戻ろうとするからです。

帯津　私はプロではないし、気を入れることがメインではないんだけれど、患者さんとつき合ううえでは、とても重要だと自覚しています。

以前、スピリチュアル・ヒーリングの本場であるイギリスに、5回ほど学びに行ったことがあるんです。

ある時、旅行会社の方が訪ねてきて、スピリチュアル・ヒーリングを学ぶツアーをやりたいから団長になってくれというわけ。よくよく話を聞くと、イギリスでは代替療法が広く受け入れられていて、スピリチュアル・ヒーリングは健康保険の対象だという。それを聞いて、この目で見てみたいと思い、団長を引き受けたんです。

行ってみたら面白かったですね。3日間の講座を受けるんだけれど、初日の夜に、いきなり遠隔治療としてエネルギーを送るという実技をやったんです。

ろうそくの灯火を中心に円陣を組んで座り、一人ずつ順番に「○○さんにエネルギーを送ります。ありがとうございます」と言って祈り、一巡するのです。私は特定の人物が思い浮かばなかったので、とっさに川越の病棟にエネルギーを送りました。

帰国後、回診の時に総師長や患者さんに「何か感じなかった?」と尋ねたけれど、誰も感じていなくてがっかり。でも、私の8日間の留守中に一人も患者さんが亡くなっていなかったことに気づいて、それなりの効果はあったんだなと思ったんです。普段なら、週に一人か二人は亡くなるので。

川島　確かに、それは遠隔の効果と言えそうですね。

帯津　翌年もまた初日に遠隔療法の実技があって、今度は一人の患者さんに送ろうとすぐに思いました。渡英する数日前に胃がんの手術をした女性で、どういうわけか術後の合併症が起こって、全身の状態が悪くなってしまったんです。この患者さんに、心を込めて遠隔エネルギーを送りました。

そして、不安な思いで帰国したわけです。空港には総師長が車で迎えに来てくれたんだけれど、その患者さんのことには触れず、さっさと歩いて行こうとする。ああ、ダメだったか……と思ったら、総師長が振り向いて「○○さんは大丈夫。すごく元気よ」と言うので、ほっとしてすぐに病院へ向かってもらいました。

病室へ行くと、彼女は出発前よりはるかに顔色も良く、ニコニコしてベッドに腰掛けていました。

「ロンドンからあなたに気を送ったんだよ。水曜日の朝方4時頃だと思う」と伝えると、「気分が良くなったのは、その頃からです」と返ってきました。その一言で、これはまさに遠隔ヒーリングの成果だろうと思ったわけです。

でも、私はその患者さんにこう伝えました。

「それは良かった。だけど、私が送った気のエネルギーだけで良くなったわけじゃなくて、あなたの生命力と、総師長や他のスタッフが懸命に看病してくれたおかげだからね。私のいまの話は誰にも言わないように」

そう言って釘を刺したはずが、翌日には病院中の噂になっていました(苦笑)。

川島　その方は、誰かに言いたくてしょうがなかったんでしょう(笑)。それにしても、先生自ら実践されて、遠隔ヒーリングの効果を実感されたわけですね。エネルギーは距離や時間に関係なく、意図した対象に瞬時に届きます。

帯津　「人間のからだには100人の名医がいる」とは、ヒポクラテスの言葉ですが、人間には元々どんな名医にも勝る治す力、つまり自然治癒力が備わっているわけです。

あらゆるヒーリングは、宇宙根源のソース（source）とつながり、そこからエネルギーを降ろして手のひらから放射し、対象者の内部のエネルギーを高めます。あくまでもきっかけであって、不調和を改善して病気を治していくのは、すべてその人自身のいのちの力なわけですね。

手かざしもレイキも、表現の仕方が違うだけで、本質的には同じだと思います。川島さんが行っている龍神レイキが、それこそ西洋医学では不治の病とされたケースにも驚きの成果を上げているのは、自分の肌感覚として十分に理解できます。

川島　ありがとうございます。先生ご自身がヒーリングを学ばれ体感されているので、理解が深いのだと思います。

帯津　先のイギリスでの講座の先生は、中国の外気功は修行して内気功を高めることで効果が現れるけれど、スピリチュアル・ヒーリングは誰でもできると説明していました。特に修行しなくても、カリキュラムを学べばそれで修了証がもらえて、施術者としてビジネスをしてもOKなのだと。

川島　そうです。世界各地にレイキ団体がありますが、資格ということではなく、各レイキ団体が受講者に修了証という形で出しているんです。

帯津　けれど、実際はそこからが努力で、多くの実践経験が必要でしょう？　効かないと患者さんは来ないわけだし、あらゆる人々に対応していくことで、技術の向上につながっていくんだろうと思います。

川島　おっしゃる通りで、僕も修了証をもらったからって、翌日から商売にするのはどうかと思います。それで、龍神レイキでは独自に基準を設けているんです。レイキ・ヒーラーとしてお金をいただいて仕事にしたいのなら、まずはレイキの実践経験を積んで、試験を受けてもらって、合格した人にだけ認定証を出しています。

帯津　それはいいですね。施術を受ける側も安心感があるでしょう。スピリチュアル・ヒーリングを学んでみて、非常に勉強になりました。修行がいらないのもいい、修行するのもいい、それぞれのやり方で意味があると思いました。

私はその後、ホメオパシーに出合ったので、スピリチュアル・ヒーリングは卒業ということにして、今度はホメオパシーを学ぶためにイギリスへ行くようになりました。

川島　常に学び続ける先生の姿勢は、本当に素晴らしいです。心から尊敬します。

【コラム②】天と地の気を取り入れる呼吸法のすすめ

中国・清朝の宮廷で行われていた健康法の「中国宮廷気功」。その中核となる「宮廷21式呼吸法」は、自分のからだの中の〝気〟を高め、自然治癒力や免疫力を強化します。

深い呼吸を意識してからだをゆったりと動かし、決して無理をしないこと。毎日、楽しみながら、可能なペースで続けることをおすすめします。

天の気を入れる

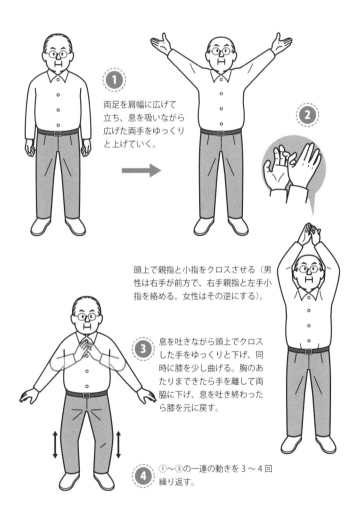

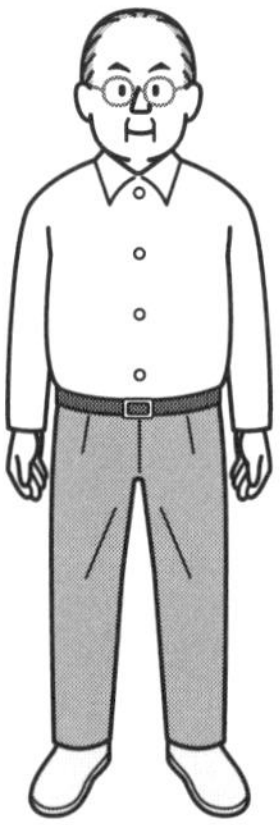

1

両足を肩幅に広げて
立ち、息を吸いながら
広げた両手をゆっくり
と上げていく。

2

頭上で親指と小指をクロスさせる（男性は右手が前方で、右手親指と左手小指を絡める。女性はその逆にする）。

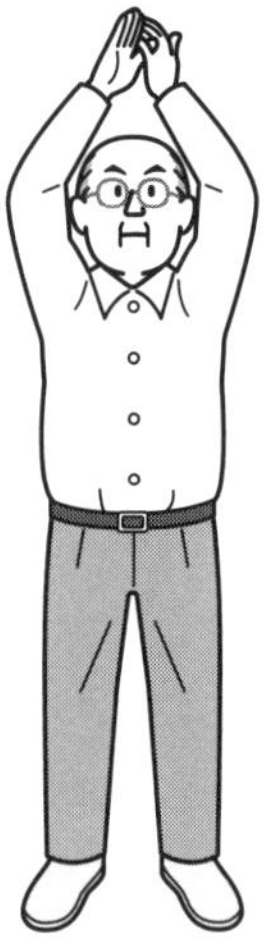

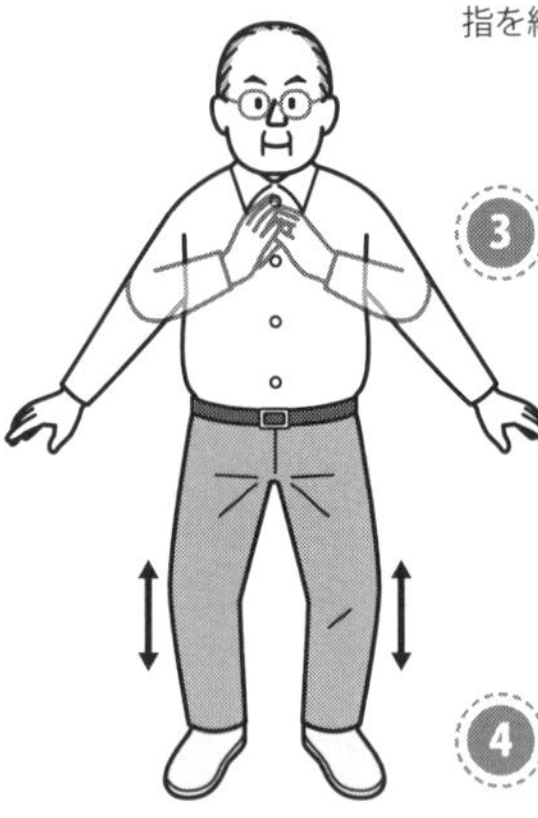

3

息を吐きながら頭上でクロスした手をゆっくりと下げ、同時に膝を少し曲げる。胸のあたりまできたら手を離して両脇に下げ、息を吐き終わったら膝を元に戻す。

4

①〜③の一連の動きを３〜４回繰り返す。

地の気を入れる

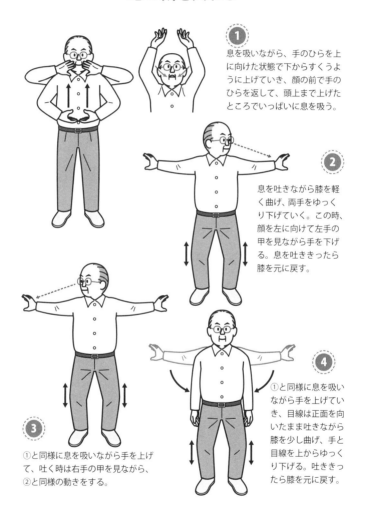

1

息を吸いながら、手のひらを上に向けた状態で下からすくうように上げていき、顔の前で手のひらを返して、頭上まで上げたところでいっぱいに息を吸う。

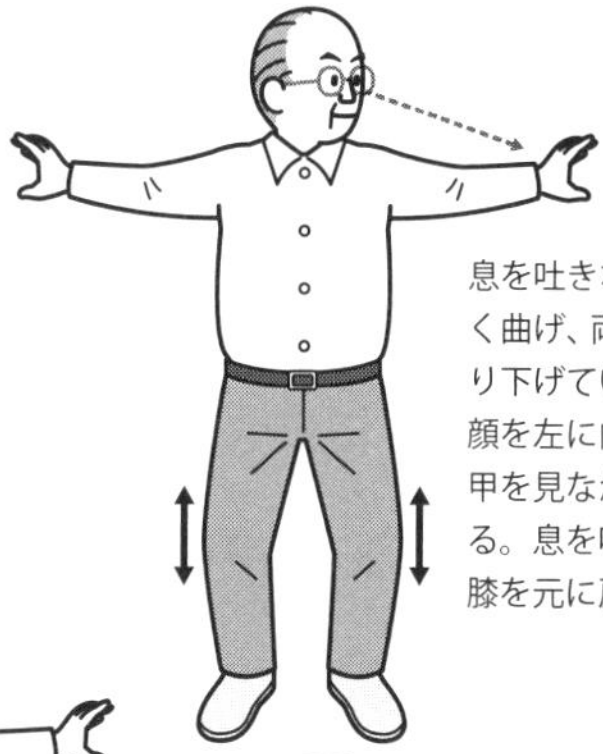

2

息を吐きながら膝を軽く曲げ、両手をゆっくり下げていく。この時、顔を左に向けて左手の甲を見ながら手を下げる。息を吐ききったら膝を元に戻す。

3

①と同様に息を吸いながら手を上げて、吐く時は右手の甲を見ながら、②と同様の動きをする。

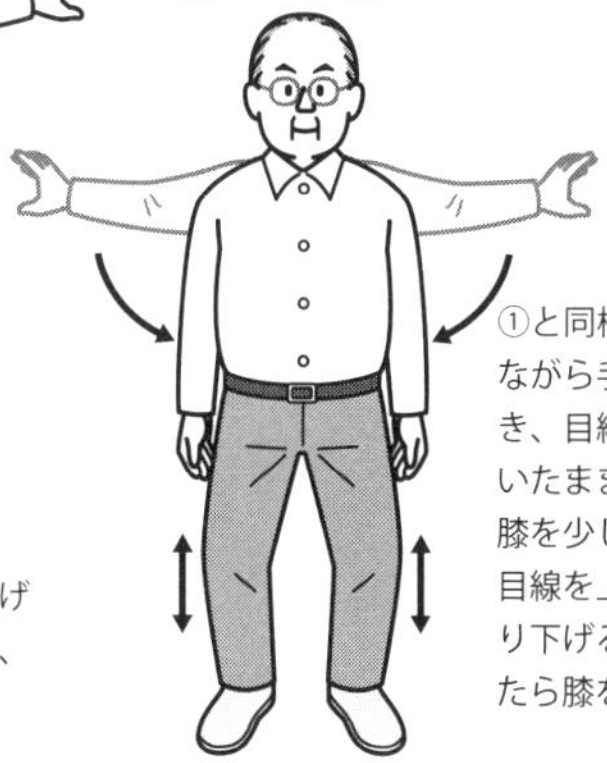

4

①と同様に息を吸いながら手を上げていき、目線は正面を向いたまま吐きながら膝を少し曲げ、手と目線を上からゆっくり下げる。吐ききったら膝を元に戻す。

4

①と同じように息を吸いながら手のひらを上に向けた状態で上げていき、胸の前まできたら手のひらを返し、左手を右肩の上部に持っていく。

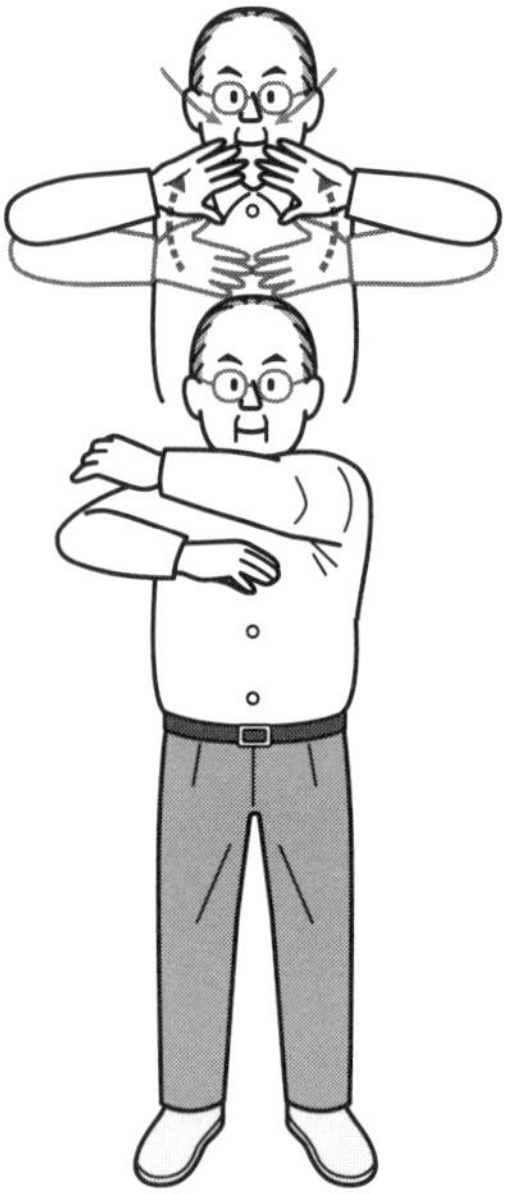

5

②と同じように膝を軽く息を吐きながら腰を右方向にゆっくり回転させ、真横で吐ききる。

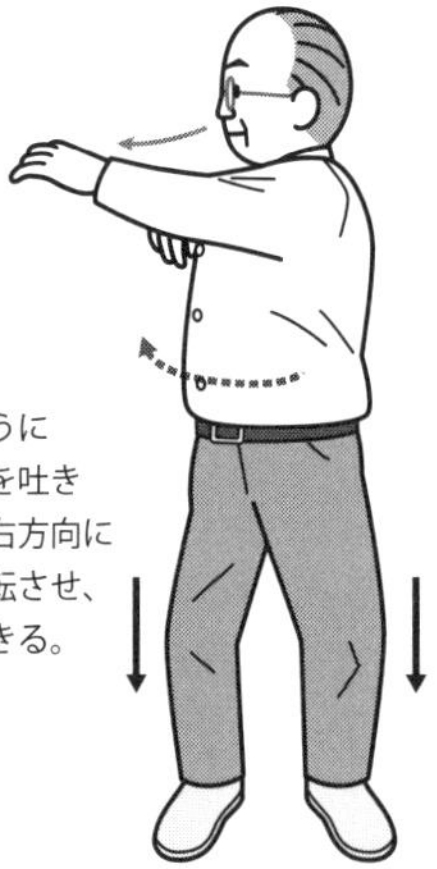

6

③と同じように息を吸いながら元にゆっくり戻し、正面を向いたらゆっくり息を吐いて両手を下げ、膝を元に戻す。

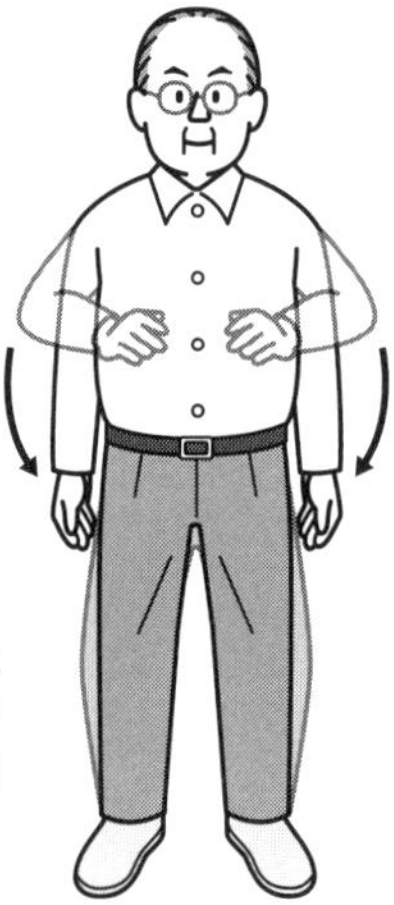

気を巡らせる

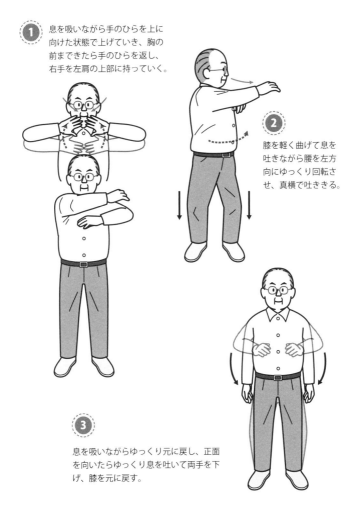

1 息を吸いながら手のひらを上に向けた状態で上げていき、胸の前まできたら手のひらを返し、右手を左肩の上部に持っていく。

2 膝を軽く曲げて息を吐きながら腰を左方向にゆっくり回転させ、真横で吐ききる。

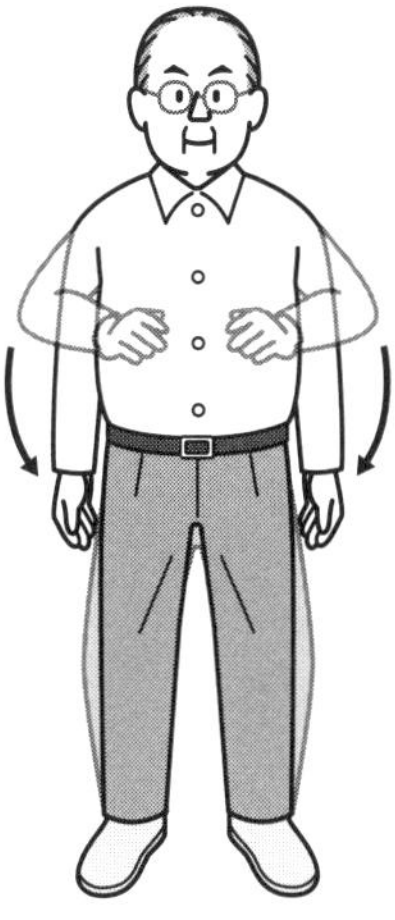

3 息を吸いながらゆっくり元に戻し、正面を向いたらゆっくり息を吐いて両手を下げ、膝を元に戻す。

患者さんと医療者は戦友の関係が理想的

帯津　私の病院は、がんの患者さんが大半です。他の病院で余命宣告を受け、他の治療が何かあるんじゃないかと探して当院にたどり着いた方は多くて、現在進行形で他の病院の治療を受けながら、「月に一度でいいから診療してほしい」と通って来られるんです。

「検査も薬もいらない。話を聞いてくれるだけで十分だから」とおっしゃる患者さんも、基本的に受け入れてあげようというスタンスなので、「いいですよ」と答えます。でも、続けてこう伝えるんです。「私はいいんだけど、それだと病院が儲からないから困っちゃうんですよ。何か治療を受けるか、薬を少しでも飲んでくれないと……」って。

それを聞いた患者さんは申し訳なさそうな表情になり、私がニヤッとすると、その後、お互い大笑いになるんですよ（笑）。

川島　確かに、病院は困っちゃいますね（笑）。でも、先生のお顔を見るだけでいいっていう、患者さんの気持ちはわかるなぁ。

帯津　いかに安心感を与えるかが、医療者の役目だと思っていますが、何より大事にしているのは、患者さんとは戦友の関係でいようということです。さまざまな戦略としての治療法を試しながら、同じ方を向いて肩を並べ、同じ歩幅で歩んでいく関係。日常生活の一部を共有して、病に共に取り組もうという感覚です。

私が外科医になりたてで病院勤務だった頃は、「患者さんは壊れた機械で、自分は優秀な修理工」だというふうに考えていました。いま振り返ると、恥ずかしながら、上から目線だったと思います。ところが、ホリスティック医学をやるようになったら、患者さんとは対等の戦友関係になり、上から目線ということはいっさいなくなりました。

そして、患者さんが死を迎える時は、まさに戦友を見送るという意識になり、なんとも言えず、寂しい思いが湧き上がるんです。

川島　すごいですね。戦友として患者さんに寄り添うというのは、究極のあり方なんじゃないかと思います。そこには、単なる友達ではなく、同じ志を持つ仲間として、深い絆と友愛の気持ちが生まれるはずですから。

帯津　私はこれまで多くの戦友を見送ってきて、ある時、発見したことがあってね。人生を終えると、人はとてもいい顔になるんですよ。

早い人で、息を引き取ってから1～2分後、遅い人でも1時間ほど経つと、なんとも言えない安らかな表情に変わります。

川島　それは興味深いですね。

帯津　患者さんが今日は最期かもしれないという時は、帰宅せずに病院に残ることにしています。亡くなられた後は、担当医師が診断書を書いたり、ご家族に状況を伝えたり、やるべきことがあるわけですが、すべてやり終わると、ナースが私に連絡してくるんですね。

それを受けて病室に行き、亡くなった患者さんの枕元に座って、静かに表情を観察します。そうすると、私が来るのを待っていたかのように、患者さんはとても穏やかな良い顔に変わるんです。男性は凛々しい顔になるし、女性はみんな美人に見える（笑）。

そのような最期の美しい瞬間に、いつも立ち会わせてもらえることは、医者冥利に尽きますし、患者さんたちのおかげだと思うんです。

川島　きっと先生は、患者さんに愛を持って寄り添っているからこそ、わずかな顔色の変化に気づけるんだと思います。普通のドクターや身近なご家族でも、きっと気づけないいんじゃないかと……。

帯津　そういえば、漫画家の手塚治虫さんも似たようなことを語っていました。彼は元々医者ですが、『ぼくのマンガ人生』というエッセイの中で、医者になって初めて患者さんの死に向き合った時のことを書いているんです。

手塚さんは、「(死を迎えた)その時、患者さんの顔がすっと変わって、まるで仏様のような顔になった」と表現されていました。

私は、仏様とは思わなかったけれど、とてもいい顔になるのはわかった。この感覚は、おそらく手塚さんがおっしゃっていることと同じなんだろうと思ったんですよ。

川島　きっとそうなのでしょう。

帯津　さらに手塚さんは、「死というものは、そんなに悪いものではないんじゃないかと感じた」

と語っていて、その後、いのちに関心を持たれ、いのちをテーマにしてたくさんの作品を生み出したわけです。

最期を迎えると、人はどうしてこんなにいい顔になるのか……。私なりに考えた結論は、「この世の任務が済んで、ようやく故郷へ帰るんだ」という安堵の表情なんだろうということです。

死後の世界があるとしたら、死の瞬間はいのちがたどるプロセスに過ぎないし、死はこの世とあの世をつなぐ通過点。そう考えるようになって、患者さんのいのちに寄り添うことの意義を、より深く感じるようになりました。

川島 死がいのちのプロセスの一部というのは、僕も同感です。

帯津 医療者は、決して上から目線ということであってはならないと思っています。患者さんが主人公の人生のサポート役であって、ご本人が決めたことに沿って、こちらはお手伝いするだけ。患者さんが満足のいく最期が迎えられるよう、寄り添うことが最大の貢献なんですよ。

この考え方をベースに、私が提唱する「大ホリスティック医学」では、生と死を統合することを目指しているんです。両者を統合することで、どのように人生を送るべきかがわかるし、あの世へ向かう道や行き方も見えてくるのではないかと。まさしく霊性の医学です。

最近感じるのは、生と死を統合できて軽やかに旅立つ人が増えたということです。そういう方は達観していて、死に対する恐れもなく、生に対する未練も持たず、自分の人生で味わった大変な出来事や感情を、すべて学びとして昇華させ、穏やかに次のステージへ上がっていきます。出会う方々に、私は多くのことを教えてもらっています。

ときめきのチャンスを逃さず日々を大切に生きること

川島　患者さんの意思を尊重することは、すごく大事ですね。患者さん自身、お医者さんに大切にされて、「どうしたいか?」という思いや希望を受け止めてもらうと、受け身ではなく「自分で治そう」という意識になると思うんです。

レイキも同じで、僕になんとかしてもらおう、レイキで治してもらおうと受け身の人よりも、「自分で病気を克服するんだ」という意識の人は、僕の話を素直に聞いてくれて、自分のからだが良くなるように行動するんです。そうすると、みるみるうちに調子が良くなっていきます。

一方、家族に言われてきた人や、レイキに疑心暗鬼の人、はなから僕に「助けてほしい」とすがってくる人は、治癒力が働き始めるのに時間がかかります。

帯津　自分で治すという気持ちがあるかないかで、結果が違ってくるというのは確かですね。私は患者さんと一緒に治療の戦略を練るわけですが、真っ先に「ときめきのチャンスを逃さないように！」と伝えています。前向きな気持ち、ポジティブな思考で、現状を捉えてもらうことからスタートするためです。

川島　いまは病院でがん告知を受けると、「あなたは余命何ヶ月です」などといきなり言われるそうですが、ほとんどの人はその瞬間、目の前が真っ暗になると思います。前向きな気持ちになるなんて無理でしょうが、その一方、人生のタイムリミットを突きつけられて初めて人は、「どう生きるか？」を考え始めるんじゃないかと……。

帯津　それはありますね。どう生きるかと、どう死を迎えるかを、自分事として真剣に考えるようになると思います。

川島　僕のところには、余命宣告された方もいらっしゃいますが、「あなたはどうしたいの？」と聞くと、「病気を治したい」「もっと生きたい」と本音が返ってきます。その自分の正直な思いを自覚することで、治癒力にスイッチが入ると思うんですね。

スイッチさえ入れれば、レイキをやりながら、他の療法が必要だと思ったら、並行して取り組んでいけばいいんです。

もし薬の副作用が気になるなら、薬にレイキをすればいい、とお伝えしています。エネルギー的に中和させることができますから。

精神科医から処方された10種類以上の薬を服用していた方が、レイキに取り組むうちに心が安定して薬が徐々に減り、最終的に1～2種類だけで済むようになったケースがありました。また、睡眠導入剤が手放せなかったのに、たった一度のレイキで、薬なしでぐっすり眠れるようになった方もいました。

帯津　中和できるのは良いですね。薬も過ぎれば毒ですから。

川島　ストレス過多の現代は、肉体的にも精神的にも疲弊しがちですし、不安や恐れを持ち続けることが心とからだに一番マイナスなので、とにかく自分が安心できることを優先してほしいと思うんです。

その点、レイキでリラックスして気持ちが楽になると、物事をポジティブに捉えられるようになるんです。人生を前向きに楽しめたら、エネルギーの高い状態になるので、病気なんか寄せつけなくなるでしょう。

帯津　私もこれまでさまざまな経験を積んできて、人の心やからだへの理解が深まり、自分の中で腑に落ちることが多々あります。半世紀を超えるがん治療の経験を通してわかってきたことの中で、確信を持って言えるのは、心のときめきほど免疫力や自然治癒力を高めるものはないだろうということです。

川島　第一線で多くの経験をされた帯津先生が「ときめきは健康効果が高い」とおっしゃると、非常に説得力があります。

帯津　もちろん、まだまだわからないこともあって、死ぬまでが学びの連続。ですから歳を重ねてもなお、新しいことを知りたい、学びたいという好奇心が湧いてきます。

患者さんに「ときめきのチャンスを逃さないように」と伝えている自分が、常にそういうあり方でないとね、説得力ないでしょう（笑）。

さらに、70を過ぎたあたりから、1日1日を大事に生きよう、死を意識して生きようと決めたんですよ。

元々患者さんのために働くことが好きなので、毎日が充実していたわけですが、今日が人生最後の日と思うと、〝いま〟を精一杯生きなければという感覚になり、目の前の患者さんと一期一会という気持ちで向き合うようになりました。

診療を終えると、最後の晩餐として晩酌を味わうのですが、アルコールが進んでいくほどに、ときめきが至福の喜びに変わっていきます。

そして、充足感に満たされて眠りにつき、翌朝、ワクワクした気持ちでまた1日が始まるという繰り返しですが、人生ここまで来ると、1日1日が愛しいわけです。

また、週末には講演の話をいただくこともあって、これは非常にありがたい。晩酌のために日銭を稼ぐというのが、私のモットーなのでね（笑）。これも、ときめきの材料として、いまの私には欠かせません。

川島　いや〜、素晴らしいですね。先生のように天命を生きている方は、愛が循環していて、エネルギーに満ち溢れています。そのエネルギーが、心のときめきからくるというのは納得です。

帯津　戦友という意識で関わるようになって、患者さんとは同等の立場ですからね、友人としてアドバイスするわけですよ。「おい、ときめきに最後の晩餐はいいぞ」ってね（笑）。

特に、玄米菜食にこだわりすぎて、頭でっかちになっていそうな人には、「自分が食べたいもの、美味しいと感じるものを食べたほうがいい」と伝えます。我慢せずにからだが欲するものをとるのが、一番自然なんです。

川島　その感覚を取り戻すことは大事ですね。特にいまは、社会全体にストレスがかかった状況が続いていて、楽しみや喜びを忘れています。真の健康を取り戻す意味でも、生きる喜びを味わうことが必要だと思います。

ネガティブな感情が慢性的に心身を傷つけている

川島　僕は多くのがんの方に出会って、気づいたことがあります。そもそもがんというのは、外から入ったウイルスや病原菌が原因で起きる病気じゃないので、人の想念や意識が、がん細胞を生み出しているんじゃないか、ということです。

例えば、子宮がんの女性は、男性に対する恨みの感情を抱いているという傾向があるように思います。子宮がんの方に「どなたか恨んでいる人がいませんか?」と質問した時、旦那さんを20年間も恨み続けているというので驚きました。それで、「今日をきっかけに恨むのをやめて、そのエネルギーをポジティブな方に使いませんか?」とお話ししました。

その方は「わかりました」と言って、自分の思考を変えてレイキを毎日セルフでやり続けたところ、病状がどんどん良くなっていったそうなんです。素直な人は、比較的短時間で変わっていきます。でも、頑固な人は時間がかかったり、まるで変われなかったり。人間、素直さは大事ですね。

帯津　そう、素直な方がいい。中国のがんセンターでは、鍼麻酔で手術をする際、患者さんに気功で素直な思考状態に変えると言っていました。心の柔軟性が、からだの治癒には大事なんだと思います。

川島　レイキは心にも作用して、本来の正常な精神状態に戻していくんです。ネガティブだった人が、前向きになり、ポジティブな意識に変わっていきます。

帯津　なるほど。私のところでホメオパシーをやっている、遠方の女性の患者さんがいて、通うのが大変なので手紙でやりとりをして、3ヶ月に一度くらいのペースで受診してもらっているんです。手紙に気づいたことを書いてもらうんだけれど、定年退職した旦那さんが朝から晩まで家にいて憂鬱で仕方ない、なんて愚痴がつらつらと書かれていた。子宮がんの女性は、男性に恨みがあるっていうのは、なるほどと思いました。

川島　まあ、いろいろなケースがあるんですが、怒りの感情に支配されている人は肝臓が不調になったり、アトピー性皮膚炎を患う傾向があると言われています。また、過度な恐怖心は、脳を損傷させてしまうというケースもみられるそうです。

病院で若年性認知症と診断された女性がレイキを受けに来たことがありました。

龍神レイキでは、癒されたところで人生を振り返り、内観してもらって意識改革を行うことをしているんですが、その方は過去を思い出すことも無理でした。なので、とにかくレイキ・エネルギーを送ることを徹底的に行ったんですが、3ヶ月ほど続けたら改善したそうです。

その時点で、ようやく彼女に「病気になったのは何が原因だったと思う?」と聞いたら、ご主人からは10年以上、暴力（DV）を受け続け、会社の上司からもパワハラを受けていたそうです。ご主人に対する恐怖心からの自己防衛のために、脳細胞に異常が出たのではないと考えられるわけです。

帯津　それは大変な思いをされたことでしょう。

川島　僕は客観的に見て、そんな暴力を振るう旦那とは離婚した方がいいんじゃないか、その方が幸せじゃないか、と伝えたんです。でも本人は、世間体もあるし嫌だと言う。それなら、出会った頃の優しい旦那さんに戻るように、遠隔でレイキ・エネルギーを旦那さんに送るよう提案しました。同じく会社の上司にも、遠隔でレイキをするようにアドバイスしたんです。

彼女は毎日それを実行して、3ヶ月ほどで、上司が転勤になって別の優しい上司が来たと。さらに続けていたら、ご主人も半年ほどした頃、いっさい暴力を振るわなくなって、レイキを認めてくれるようになったそうです。しかも、疲れた時は、自分から「レイキしてほしい」と言ってくるので、彼女は膝枕でレイキしてあげると話していました。

帯津　ご主人もずいぶん変化があったわけですね。

川島　そうなんです。人は癒されてないから、誰かを威圧したり暴力を振るうわけなので、ご主人はレイキによって意識の深いところが十分に癒され、別人のようにコミュニケーションが変わったんですよね。

人間は感情の生き物ですから、ネガティブな感情を持つのも当たり前です。けれど、慢性的にネガティブな感情をずっと持ち続けてしまうと、何らかの病気を作ってしまうんじゃないかと。そうならないように、レイキで心を癒して、思考や生き方を改善していくことが大事だと思います。

誰かに対して恨みを持ち続けて、一番傷つくのは自分自身です。物理的に自分のからだに病巣を作ってしまうほどの影響があるわけで、そのことに気づいたら、人は意識が変わり行動が変わります。

自分に適した治療を自分で選べるのが理想的

川島　アメリカでレイキ講座を開いた時に、ハーバード大学医学大学院研究員で医学博士のナタリー・ダイアーさんとご縁ができました。彼女は、センター・フォー・レイキ・リサーチという世界的にレイキを研究している機関の代表の一人で、レイキ研究の第一人者です。その機関では、レイキの有効性を調べる大規模な臨床実験を行っています。

ちなみにハーバード大学附属の病院では、１００人ほどの医師がレイキを使えるそうで、さらに9人の方は、レイキ・ヒーラーとして勤務しているそうです。
また、女性専用のハーバード大学ブリガム・アンド・ウイメンズ病院では、レイキの上級クラスの受講者が、ボランティアプログラムに参加できる仕組みがあって、1年ほど施術を経験すると、終了証書が発行されます。それが実力と経験の証明になり、サロンで働いたり、独立して活動することにつながるそうです。
欧米の病院では、アロマセラピーを患者さんの癒しに取り入れているところが多いそうですが、日本は禁止されているらしいですね。代替医療がもっと柔軟に、一般的な病院でも導入されるといいのですが。

帯津　いずれホリスティック医学が中心になる時代が来ると、私は思っています。さまざまな療法の中から、自分に適したものを選べるようになるでしょう。

川島　僕はレイキ・ヒーリングの他に、宇宙から高波動のエネルギーを降ろして、一瞬で生命場を整えています。それはわかりやすく言うと、オーラをきれいにすることなんです。
現代は生活環境に、電磁波や化学物質、細菌など、さまざまな負のエネルギーが溢れていて、僕らの肉体は負荷がかかってオーラが汚れ、生命力や免疫力が低下しています。また、歳を重ねて偏った思考パターンになると、やはりオーラが汚れてしまう。オーラは目に見えませんが、目に見えるからだの状態としては、骨盤にずれが生じてくるんです。

これまでいろいろな方をみてきましたが、病気の人は骨盤が左右で1・5センチ以上ずれていると感じます。赤ちゃんや幼い子どもは、オーラがピカピカですし、骨盤のずれもまったくありません。生きていくうちにずれてしまうわけです。

そこで、私が高波動のエネルギーをオーラに流すと、瞬時に本来のきれいな状態になり、骨盤のずれも正常な位置に戻ります。本当に一瞬です。

オーラと骨盤が本来の状態に戻ると、生命力、免疫力が活性化しますし、偏った思考パターンも修正されて、宇宙とつながる生き方にリセットされるんですよね。

このオーラをきれいにするエネルギーは、遠くにいる人、直接お会いできない人にも、遠隔で瞬時に送ることができます。病院に入院されている方には、そのような遠隔の形でサポートしています。

帯津　なるほど、それはいいですね。お話を伺って、レイキはいろいろと応用が利くようですし、すでにさまざまな病気で具体的な結果が出ているのであれば、川島さんのレイキを戦略の中に取り入れていくといいかもしれないと思いましたがんの治療として何が効果的かは個人差があって、オーソドックスな治療法で良くなる人もいれば、なかなか治っていかない人もいる。そういう方に、心身が整って治癒力を高める戦術の一つとして、龍神レイキを試してみる価値はありそうです。

川島　先生の病院で、龍神レイキがお役に立てるなら、僕としても嬉しいです。

治療が効くか効かないか、個人差がある

川島　レイキ講座でもたびたび、先ほどの病気を克服して歩けるようになった女の子のことを話すんです。「小学生の子どもでも奇跡を起こせるんだから、みんなも起こせるよ」って。

でも逆に、思考が凝り固まってしまって、自分を変えられない大人の方が難しいんでしょうね。僕が見ていて、頑固な人、ネガティブな思考の人は、レイキをやっても効果が現れにくいです。ようするに宇宙とつながっていないし、ホリスティックではなくなっているからだと思うんです。

帯津　そう。現代人は自然とかけ離れた暮らしをしているので、エネルギーが循環していない

し、本来の力が働きづらい状況です。

川島　人はたいてい自分の視点だけで、他人の善悪を判断してしまうものですが、小さな脳みそで考えて自分が正しいと思っていることが、洗脳されて大いに間違っているかもしれない。自分の正義感や思い込みの中にいると、本当のことに気づけませんね。宇宙から見たら、善も悪もないわけですし……。

高い視点から物事全体を俯瞰することって、意識を高く持ってないと無理だと思います。でもそこが一番難しい。

いつも誰かのせい、社会のせいにして、ネガティブな感情を抱えていると病気を招くので、まずはものの見方や考え方をポジティブに変えることの重要性を、講座では徹底してお伝えしています。

帯津　心の変動や動揺は、病気を招く要素の一つになっていると思いますし、前向きな思考や明るい気持ちを持つことは、からだにプラスに影響すると言えるでしょう。

私の病院でも、患者さんは千差万別ですから、同じ治療法に取り組んでも、効果が出る人、出ない人があります。治療法がうまくはまって効果が現れてきた時は、「あなたの心がけがいいからだね」と褒めると、なんとも嬉しそうな表情になるんです。日常のちょっとした声がけで気持ちが安定すると、治療に前向きに取り組んでもらえます。

それと、私はよく患者さんとハグをするんですよ。診察を終えてもすぐに部屋を出て行かず、モジモジしている患者さんは、「あぁ、ハグか！」と言うとニコッとして寄って来ます。お互いにときめきを感じる瞬間です（笑）。

川島　だから先生はますますお若いんですね（笑）。ハグは愛のエネルギー交流ですすもんね。患者さんにとっては一番の特効薬で、治癒力を何倍にも上げているんだと思います。

帯津　病気を発症させない、予防するという観点で、私は薬やサプリメントを積極的に利用しています。薬を飲みたくないという人がいますが、うまく使えばいい。実は私は高血圧と痛風があるんですが、好きなお酒を制限したくないので、薬を毎日飲むことにして数値をコントロールしています。ドクターのお墨付きで晩酌ができるわけ（笑）。

患者さんの戦術としても、漢方薬やサプリメントは効果的です。大したことないだろうと思うかもしれませんが、患者さんによって劇的に効くケースがあるんです。

パーセンテージからするとそれほど多くはないけれど、副作用の心配も少ないので、それが効果的に働いてくれるのはありがたい。

ある男性は、他の大学病院で食道がんの免疫療法を申し込んだら、2ヶ月待ちと言われたということで、その間に何かやってもらえないかと、私のところへ来られました。

その状況でお手伝いできるとしたら、漢方薬がいいだろうと判断し、適したものを選んで服用してもらったんです。最初の診療と薬を取りに私のところに来られたのは3〜4回ほどで、その間、真面目に飲んでいたようです。

ようやく予約していた免疫療法のタイミングが来て、大学病院で検査をしたら、なんとリンパ節転移がすべて消えていたというのです。向こうの先生が「何をしたんですか?」と驚いたそうです。

万人に当てはまるわけじゃないんだけれど、そんなふうに漢方薬が劇的に効くこともあるので、人間の治癒力は素晴らしいなぁと思うし勉強になります。とにかく、いろいろな代替療法の中から選んで、可能性のあるものを試してみるのがいいと思うんですよ。

川島　本当にそうですよね。自分でもなんとかしようという発想になると、情報を自分で探して、さまざまな代替療法に出合えるし、帯津先生のような名医との縁もつながると思うんです。
でも西洋医学しか選択肢がないと思っている人は、考え方が受け身なので、お医者さんの言われるままになりがちです。そこの違いは大きいです。病気になった時点で、実は人生を変えるチャンスなんですけどね。

僕のところに来る方は、西洋医学一辺倒ではないわけですが、中には、レイキだけでなんでも片付くと思い込んでいる人がいて困ります。やはりバランスが大事で、何かに偏りすぎるのはよくないと思うんです。

ですから、「龍神レイキだけに頼るんじゃなくて、病院での診療も受けてくださいね。自分で考えて行動することが大事」とお伝えしています。

コロナパンデミックが医療に対する意識を変えた

川島　最初にお話ししたように、高校の頃からいわゆる水商売のバイトで、たくさんの大人たちと関わってきたことで、普通の人よりも広い視野が持てるようになったのは良かったと思っています。
その頃は自分に自信がなかったし、自分の考えの中だけでは大人の人たちに切り返すことができなかったので、「松下幸之助さんだったらどう考えるかな?」あるいは「神様だったら、こんな時はどうするのかな?」と想像力を働かせていたんですよね。

そうすることで物事を客観的に見ることができたし、いろんな人を受け入れる器を育てることにもなっていたと思います。

40年も前に、帯津先生はホリスティック医学を日本で始められ、「いのちを丸ごとみる」ことの大切さを発信されていますよね。それこそ、人生を変えるほどの有益な情報を世に出してくださっていて、僕からしたらありがたい限りです。

改めて先生が書かれたご著書を読ませていただいたんですが、現代は「いのちを丸ごとみる」という考え方から、ますますかけ離れてしまっているように感じます。

帯津先生が「医療とはどうあるべきか」というお手本を見せてくれているのに、本当の意味で人を救うことになっていない現実に、かなしくなってくるんですよ。

もし帯津先生に出会っていたら、ホリスティック医学の情報に出合っていたら、助かっていたいのちがたくさんあるんだろうなぁと思います。

僕の龍神レイキに救いを求めてくる方の中には、一般的な西洋医学で治る手立てはないと、余命宣告された方が少なくないんです。医師の言葉は重くて、余命宣告された途端、生命力は一気に低下してしまうんじゃないかと。

帯津　確かにね、医療者の言葉はとても力があって、たった一言で患者さんを不安と恐怖に陥れてしまうことがある。そうではなくて、本来は安心感を与え、生きる希望や勇気を与え、その患者さんが持っている力を引き出すことが、我々の医療者の役目だと思っています。

何らかの影響で低下している生命エネルギーを回復する力は、すべての人のからだに元々備わっているわけで、それをエネルギーで点灯することができれば、自ら良くなる方へ動き始める。人のいのちの場はそのようにできているんです。

川島　現代は自然とかけ離れた生活になっていて、本来のいのちに備わっている力が使えていませんからね。人任せだったり不平不満ばかりで、自分の人生を生きていない。それでは病気にもなりますよね。

それと、いまの世の中を見ると、医療というものに対する認識や、病気や死に対する捉え方というものが、コロナパンデミックによって一気に浮き彫りになったと言えると思うんです。

帯津　おっしゃる通りで、人と距離を取ることを強いられ、入院している家族にすら会えないとか、あらゆる分離分断を作り出していました。マスクで顔を隠して、お互いに笑顔で会話を楽しむこともできない。生活からダイナミズムが奪われてしまい、多くの人が人間としての心を失っていたと思います。

本来、人間は歳をとれば、いつ病気にかかってもおかしくないわけで、コロナで大騒ぎすることもないのです。それなのに報道によって不安をあおられ、過剰に恐れている人が多くて……。ネガティブな情報に触れ続けると、気持ちも免疫力もますます下がり、思考もストップしてしまうので、元気になりようがない。視線をもっと興味のあること、自分が楽しいことに向けるべきです。それが「ときめきのチャンスを逃すな」ってことなんですよ。

川島　わかります。不安と恐れを抱えて、皆さん、まったくときめいてないですもん。いつまでこの生活が続くのかって、ますますエネルギーが落ちる一方でした。

そんな状況の中で、先生が雑誌や書籍を通して大事なことを発信してくださったり、講演会でいろいろなお話をしてくださることで、多くの方を勇気づけていると思います。

帯津　医療は本来、患者さんに寄り添うことが大事なのに、逆に距離を開けなさいなんて、ますます本質から遠くなって、私は非常に危惧しました。だから、すべての人にときめきの大切さに気づいてほしいんです。

逆に言うと、世界が大変な状況を乗り越えて、いまこそ温もりのある医療が、最も必要とされているると言えるでしょう。大切なことに多くの人が気づけると、大きく変わるチャンスではないかと思っています。

いのちにアプローチする代替療法にエビデンスは無用

帯津　私の病院では、いのちの場に働きかける治療法、からだに働きかける治療法、心に働きかける治療法から、患者さんに合わせた個性的な戦略を作ることにしているわけですが、そのやり方でうまくいっています。

ホメオパシーはエネルギー治療の一つで、自然界の物質性の部分を排除してエネルギーだけを取り出し、人間のいのちの場に注入するという方法です。

戦術の一つとして、ありとあらゆる症状の方に処方しています。ホメオパシー単独で治るってことではないんだけれど、舐めていればいいので患者さんも楽だし、副作用もないし、他の治療法との相乗効果がある点で高く評価しています。将来的に、有望なエネルギー医学の一つになっていくと思います。

川島　人によって治療法の合う、合わないがあるでしょうから、そこを見極めて、患者さんに最適な治療をなさっているのは、やはり帯津先生の深い洞察力と経験値によるところは大きいと思います。

僕はこれまでアメリカやヨーロッパ各国へレイキを教えに行きましたが、向こうはレイキがすごくポピュラーでびっくりしました。しかも、ヒーリングを保険で受けられるというのにも感心した。スイスで講座を開いた時、がんを患っていた女性が10回ほど保険でレイキ・ヒーリングを受けたと話していました。スイスは、病院内にレイキ・ヒーラーがいるところもあるそうです。

欧米はエビデンスうんぬんよりも、症状が改善された結果で評価されるので、代替療法が一般的に広がっていて、さまざまな治療法から個人が選択できる仕組みになっているのは素晴らしいと思いました。日本にも、先生の病院のようなところが増えるといいですね。

帯津　エビデンス、つまり科学的根拠というのは、そもそも主としてからだを対象とする〝治しの戦術〟に当てはまるものでね。心やいのちを対象とする〝癒しの戦術〟には、当てはまらないんです。

科学が心やいのちの部分を十分に解明できていないわけなので、癒しの戦術である代替療法にエビデンスを求めても、無理なわけです。なので、わずかでも得られたエビデンスは尊重し、不足している部分は人間に備わっている〝直観〟が補えばいいと私は考えています

川島　心で感じる直感ではなく、直接みる方の〝直観〟ですね？

帯津　そう。瞬間的に本質を見抜く力ということ。私がホメオパシーを患者さんに処方する時は、蓄積された臨床データとエビデンスを参考にするものの、直観的に選ぶことが多いです。

川島　宇宙とつながっているとエネルギーが流れるので、そうした本質を見抜くことができて、真の情報を受け取れるんだと思います。自然治癒力や免疫力が働くのも、そういうことですよね。

帯津　日本の医療はまだまだエビデンスのこだわりが強いものだから、エビデンスがないという理由で、エネルギー療法を信用しない人が多いのが現状です。でも、科学は着実に進歩していますから、ホメオパシーにしろ、中国医学にしろ、レイキにしろ、今後きちんとしたエビデンスが揃ってくるでしょう。

そうなると将来の医学は、西洋医学ではなくて、いまの代替療法がやっているものが成長して、主流の医学になっていくんだろうと思います。

川島さんがなさってきた龍神レイキのお話を伺ってきて、すでに具体的な結果が出ていて、さまざまな病を癒す可能性があるというのは非常に興味深いです。今後、うまく連携していただいて、我々の戦略に組み込んでいけるといいかもしれませんね。

川島　こちらこそお役に立てるなら嬉しいです。帯津先生とこうして実りのあるお話ができ、いっそう身が引き締まる思いがしました。龍神レイキもさらに進化を続け、さまざまな症例での結果をデータとして蓄積し、病気で苦しむより多くの方々を癒すことで貢献していきたいと思っています。

僕たちは成長するためにこの地球に降りてきているはずなので、もっと素敵な自分になれるように、自分を鍛え、自分を磨いていくことは一生のテーマだと思います。そして、すべての人が自分らしく、幸せな人生を歩めるように、より豊かな社会になるようにと願っています。

地球の自然治癒力が低下し続けている現実

川島　僕は若い時、サプリメントの箱詰めのバイトをしていたことがあって、単純作業なので、自分の心を鍛えるために祈りを込めてやってみようと思ったんですね。

「これを受け取ったお客様が、１日でも早く健康で幸せになりますように」と心の中で唱えながら、朝の9時から夕方5時まで箱詰め作業をやっていました。やり続けているといつの間にか、意識しなくても自然と祈りを込めて作業ができるようになるんですね。

一般的に、自分の心やからだに良いことを続けると、継続は力なりで3週間もすると定着して、エネルギーバランスが整います。オーラがきれいになるので、起こる現象が変わってくるんです。

箱詰めのアルバイトで、祈りながら作業をした結果どうなったかというと、その頃、サプリメントを購入されたお客様からの喜びの声が、普段の時と比べて30倍多く返ってきたそうなのです。僕自身、祈りを込めて作業をした効果が得られたという満足度が高まりました。それを聞いて、お役に立てたんだと嬉しかったですね。

祈りは愛のエネルギーですから、自分の内なる愛を活かすことで、エネルギーが循環し、現実を変えることもできると実感した体験でしたね。すべては自分がスタートなんだと。

帯津　それは深い気づきですね。

川島　レイキの目的は、その人に何か特別なパワーを与えたり、強化するというわけじゃなくて、本来の状態に戻すことをしているだけなんです。元々持っている力が働き始めると、オーラがきれいになって、骨盤の歪みも正常になります。

ところが現代人は、本来の状態がわからないんですね。どこを目指して生きていけばいいのかもわからない。だから、お金があれば、資格があれば、何かを手に入れれば、幸せになれるんじゃないかと、いろいろ動いて自分探しをしている人がとても多いわけです。

そうではなくて、先生がおっしゃるように「虚空と一体になる」ことが、魂の究極の望みであって、一番の安らぎであり幸せということだと思うんですね。

その魂の故郷の感覚を、僕たちはみんな知っているはずなので、それを思い出せばいいと思うんですよ。

帯津　私は10年以上前から警鐘を鳴らしていることですが、いまは地球の自然治癒力がどんどん落ちているんです。

我々人間が便利で豊かな暮らしを追求するあまりに、自然環境を犠牲にしてきたわけで、このままの暮らし方、生き方を続けていったら、地球は滅びるかもしれない……。そういうギリギリのところまで来ていると危惧しています。元のような地球環境を取り戻すには、方向転換するしかないと思うんです。

川島　それは僕も同感です。いつ大きな天変地異が来てもおかしくないだろうと……。

帯津　私たちが生きているこの世界は、どうやら〝場〟の階層で成り立つらしい。私はその仕組みを、分子生物学者の松本丈二《じょうじ》さんに教わりました。

素粒子から原子、分子、遺伝子……、と階層が上がっていき、人間がいて、地域社会があって、地球、宇宙、最後は大元の虚空というように、階層になっているわけです（１８４ページのコラム参照）。

ここに一つ重要な原理があって、上の階層は下の階層の性質をすべて含み、プラスアルファの性質を持っているのです。

下の研究成果を上の階層に当てはめようとしても、性質を持たないので無理なのです。臓器という階層に築かれた西洋医学で、一つ上の人間という階層に生まれたがんに対して、手を焼くことが多いのはこういう理由です。

人間という階層に生まれたがんに対しては、その上の階層の「生態系」や、さらに上の「自然環境」にも関わるホリスティック医学でアプローチするのが、妥当だと考えられるわけです。

では、いまの低下している地球の自然治癒力を引き出すには、どうしたらいいのか。もちろん自然環境のいろんなところが良くなっていかないと難しいのは事実ですが、個人レベルでやれることとして、私たち一人ひとりの生き方が良くなることで、地球の自然治癒力の回復に役立てるわけです。

周りの人に思いやりを持って接すること、家族に優しくすること、先ほど川島さんもお話しされていましたが、自分から愛を表現することが、社会に良い循環を作り出していくわけです。

そうした生き方が、まさにいま、一人ひとりに問われていると思うんですよ。

川島　そうですね。体内にエネルギーを巡らせるのが、内向きの循環だとすると、自分の行動で世の中に貢献していくこと、自分から世のため人のために何かしら行動することは、外向きの循環を作り出すことになります。実はそこがポイントで、外向きの循環になると、勝手に自分がチャージされるんですよね。

わかりやすく例えると、大きなたらいの中に入っている水を、自分の方に集めようと手前に引き寄せると、逆に跳ね返って遠くへ行ってしまうけれど、逆に相手にあげようとして押すと、跳ね返って自分に戻ってくる。それを「たらいの水法則」と呼んでいますが（笑）。

また、からだを緩める方が呼吸は楽になり、息を吐ききれば、自然と酸素は入ってきます。それなのに、いまは緊張状態にあるので、何かが足りなくなることへの恐怖心から、出すよりも取り込もうという意識が働いて、多くの人は吸おう吸おうとして余計に呼吸困難になっている気がします。

吐いたら吸えるし、出したら勝手に入るようになっている。それが自然界の仕組みですから、本来の調和のサイクルに戻るためには、自分から先に与えることが大切だと思うんですよ。

帯津　まさにおっしゃる通りです。笑顔でもいいし、ちょっとした親切でもいいし、何か情報でもいいから、自分から与える行動をすることで、それは回り回って自分に戻ってきます。そのように自然の循環の中で、すべてのものと調和した生き方ができると、いずれ「虚空と一体になる」というところにたどり着けるのでしょう。

【コラム③】いのちを取り巻く〝場〟の形成

私たちの体内に目を向けると、臓器の場、組織の場、細胞の場、遺伝子の場、分子の場、原子の場、素粒子の場と、大から小へ、場が階層を成しています。

一方、環境の場に目を向けると、家庭、学校、職場といった日常生活の場、地域社会の場、国家の場、自然界の場、地球の場、宇宙の場と、小から大へと場が階層を成していて、最後は虚空《こくう》の場に至ります。

そして、ここに「上の階層は下の階層を超えて含む」という原理が働いています。つまり、上の階層は下の階層の性質をすべて持ち合わせたうえに、さらに加えて新しい性質を持っているということ。

そのため、下の階層で得られた研究成果を上の階層に当てようとすると、無理が生じることがあるわけです。

人間という階層に生まれたがんに対しては、人間という階層に築かれたホリスティック医学を当てなければならないということになるのです。

内なる生命場のエネルギーが何らかの原因で低下した時、それを回復するために働く、生命

断層の世界

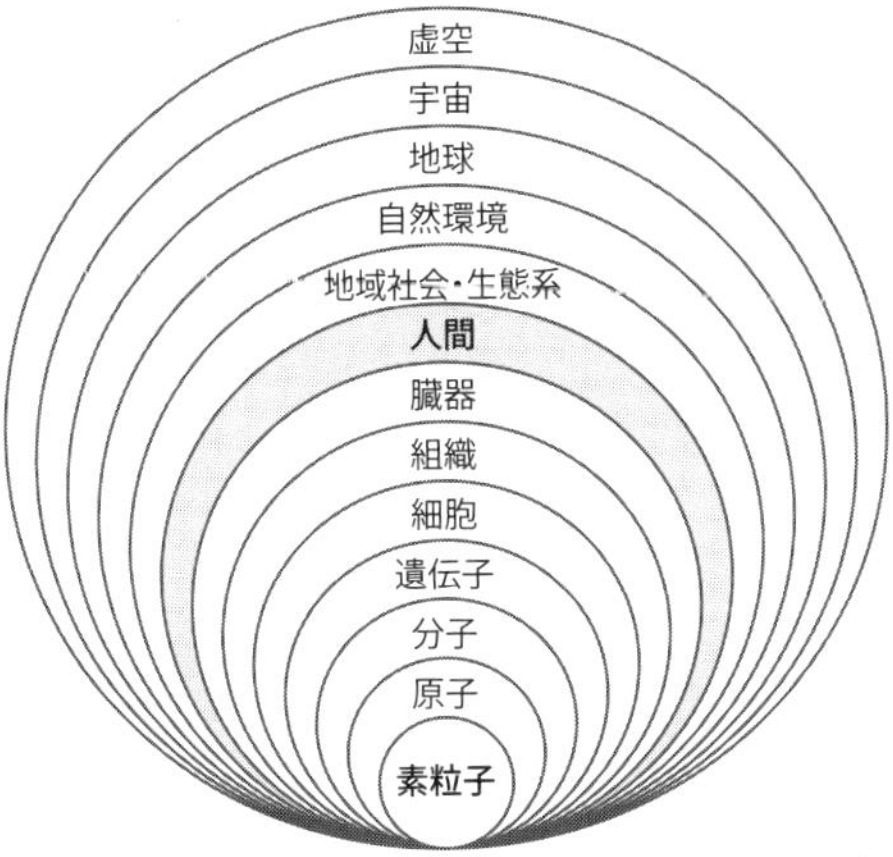

出典：『不養生訓　帯津良一ときめきのススメ』（山と渓谷社刊）より

場に本来備わった能力が自然治癒力です。

人間という場を対象とするためには、素粒子から虚空までのすべての場を対象とすることになります。「死はいのちの終わりではなくいのちのプロセスの一つである」とすると、対象はこの世だけではなく、あの世まで広がることになるわけです。

「ナイス・エイジング」が地球を救う

川島　僕が尊敬する松下幸之助さんは、自分が儲かるためというより、みんなに喜んでもらいたいという思いで、いろんな製品を作って社会に貢献されました。要するに、根っこが愛で、損得勘定じゃないんです。

愛に基づいて、松下幸之助さんは電気製品を、帯津先生はホリスティック医学という形で、世の中に愛のエネルギーを循環させて人々を豊かにしていると思うんです。それが循環の真のあり方だろうと。

逆に、病気になりがちだったり、お金が足りなかったり、常に悩みを抱えている人は、だいたい自分の利益ばかり考えています。得をする方がいいと思っているけれど、本当は逆で、自分から与えるようにすると自然と戻ってきて、循環が勝手に起こるんです。

先に与えることをしないと、エネルギー的に滞るので、個人的にも社会的にも良い流れに乗れないんだと思います。自分から取ろうとするんじゃなくて、先に与える方が断然良い。

宇宙の大元、本質は愛ですから、先生がなさっていることは、愛を患者さんに伝えていることですし、僕が龍神レイキでやっていることも同じ。つまり、宇宙の愛を循環させることですよね。

帯津　大事なことは、愛を出し惜しみしないということでね。私が医師で、目の前に来た患者さんや、仕事仲間にだけ愛を感じるっていうことじゃダメなんです。それこそ道ですれ違っただけの人にも、愛を感じないと……。どんな人も、ちょっと優しい気持ちで人に接すること、穏やかな気持ちで過ごすことって、そんなに難しくないでしょう。わずかなことでいいから、各々が努力できるといいと思うんですよ。

川島　それは大事ですね。どんな方もいま置かれている場所で愛を表現し、循環させることはできます。そうした一人ひとりの行動が、自分や周りの人、社会全体に循環をもたらし、地球の自然治癒力を上げることにつながるということですね。

いまはストレスを感じている人が大半ですし、人に対する優しさや思いやりが薄れてしまっている。そこを修正して、元々誰もが持っている愛や優しさを、表現していけるようになるといいでしょう。

また、病気や死というものを身近に感じるようになって、与えられたいのちをどう使うかが、一人ひとりに問われていると思います。

帯津　いのちの使い方ね。このまま地球が滅びゆく流れを食い止めるには、一人ひとりが自分の〝養生〟を果たしていくことです。その養生も、ただなんとなく丈夫で生きればいいということじゃなくて、いかに自分らしくイキイキとした毎日を送るかどうか。

だから、ときめきを感じることが大切なんです。多少の困難を伴っても、自分が何かに向かって前進していると感じられると、その苦しみや困難も、生命の成長のプロセスとして受け止められますし、達成した時の喜びも大きいものです。つまり〝攻めの養生〟です。

川島　攻める気持ちは大事で、僕も困難にぶつかる方が逆に燃えるタイプです（笑）。それが、生成発展の法則に沿った生き方ですね。

帯津　以前、認知症予防についていろいろ調べたことがありまして、がんの予防や治療と同じで、免疫力・自然治癒力を高めることが、認知症にも有効だとわかったんです。つまり、歳をとるほど、心のときめきが大事なわけです。

「人生100年時代」と言われるいま、歳をとらないようにという発想で、アンチ・エイジング情報がいろいろ出ていますね。でも、私はこの言葉に抵抗感があります。

私たち人間は全員、老化することと死を迎えることは、どうやっても抗えないわけです。だから、必死に抵抗してエネルギーを消耗するより、それを最初から認めて受け入れた方がいいでしょう。そう思いませんか？

いったん受け入れたうえで、老いることに楽しく抵抗しながら、自分の養生を果たしていけばいい。楽しむこと。そうすれば、人生のあらゆる体験をもっと大らかに、喜びと共に味わうことができるだろうと思うんですよ。

ようするに〝アンチ〟じゃなくて、「ナイス・エイジングで行こう！」ということです。ポジティブな発想で、自分の養生を果たしていったら、それが地球の自然治癒力を高める貢献にもなります。最期は満足して、故郷に帰っていけるでしょう。

川島　素晴らしい！　「ナイス・エイジングが地球を救う！」ですね（笑）。先生のおっしゃるように、一人ひとりが攻めの養生を果たしてより良く生きることで、この美しい地球に愛のエネルギーが循環して、地球環境も良くなっていくんだと思います。

人々がいのちを輝かせることができるよう、美しい地球を未来に残せるよう、僕にできることを精一杯やって、いのちを使っていきます。今日、先生とお話しして、さらに勇気が湧いてきました。ありがとうございます。

帯津　こちらこそ。人と地球の自然治癒力を上げるために、協力できるところは一緒にやっていきましょう。

Epilogue

これからの世界に必要とされる「温もり」を広げていくために

私はこれまで28年間にわたり、1000人以上の病氣の方、また健康な人々を含めると数万人にレイキ・ヒーリングを施してきました。さらに、レイキの伝授（アチューメント）においては、東日本大震災後の13年間で3万人以上に行い、合計8万セッション以上を達成してきました。これだけの経験を積んでもいまもなお、日々レイキというエネルギーの素晴らしさに感動し、感謝の気持ちが溢れてきます。

振り返りますと、一人ひとりと真剣に向き合い、寄り添いながら、レイキ・ヒーリングを行ってきました。受ける方には人生を振り返っていただき、病氣からのメッセージに耳を澄ませ、氣づきを得ていただくことで、多くの方々に喜ばれる結果を打ち出すことができたのですが、このホリスティックなアプローチを取り入れたレイキの発展は、帯津先生からの学びがあったからこそ、成し得たものです。

もしも大学生の頃に帯津先生の著書に出合っていなければ、このようなレイキはもちろん、「龍神レイキ」も存在しなかったかもしれません。帯津先生とのご縁に深く感謝しています。そして今回、30年にわたる時を経て、私の人生とレイキに多大な影響を与えてくださいました帯津先生と共著を出版できたことは、まさに奇跡としか言いようがなく、私にとって非常に光栄で、一生忘れられない経験となりました。

帯津先生は、「医療者は患者さんのサポート役となり、安心感や生きる希望を与えることが役目である」と語られていますが、このことはヒーラーにも当てはまり、その存在自体で癒すような「温もり」こそが、これからの医療やヒーリング、そして世界に求められていると感じます。

東日本大震災をきっかけに、私はすべての事業から手を引き、それまではボランティアや趣味の範囲でしか行っていなかったレイキの普及に専念することを決めましたが、その背景には、「温もり」を社会に広め、世の中を変えていくという強い想いがありました。殺伐とした雰囲気が漂う世界で、レイキの光を広げ、人々の内なる光を強めていきたいと考えたのです。

２０２０年のコロナパンデミック以降、世界はより閉塞感を強め、多くの場所で「温もり」が失われつつあり、現在も世界中でさまざまな問題が生じています。

私は、人が本来持っている「愛」と「温もり」を社会の基盤に据えなければ、人類は将来的に存続することさえ難しくなるのではと危惧していますが、私たちがお互いに寄り添い、敬い、愛を循環させていくことができれば、誰もが健康で輝く社会が実現し、そのことが地球環境にも良い影響を与えていくと信じています。

レイキのエネルギーは、人が本来持っている、温かさや温もりを元に戻す力を持っていますから、レイキという光を広げていくことで、私はより調和した素晴らしい世界の実現に貢献していきたいと思います。「龍神レイキ」がその一助となれば幸いです。

本書の執筆と出版にあたり、帯津先生をはじめ、株式会社ビオ・マガジンの西宏祐社長、真貝尚代様には、計り知れない支援とご協力を賜りました。この場を借りて、皆様のご支援に対し厚く御礼申し上げます。

川島伸介

龍神レイキ 創始者
一般社団法人 日本レイキヒーリング・アソシエイション代表理事
センター・フォー・レイキ・リサーチ 特別会員

特別寄稿

Global Advances in Integrative Medicine and Health

COVID-19パンデミック中に最前線で働く医療従事者の健康関連QOLのための遠隔レイキプログラムの評価

Natalie L. Dyer, PhD1, Ann L. Baldwin, PhD2, Rosemary Pharo, BA3, and Feona Gray3

ナタリー・L・ダイアー博士（元ハーバード大学医学大学院研究員、医学博士、センター・フォー・レイキ・リサーチ代表）他

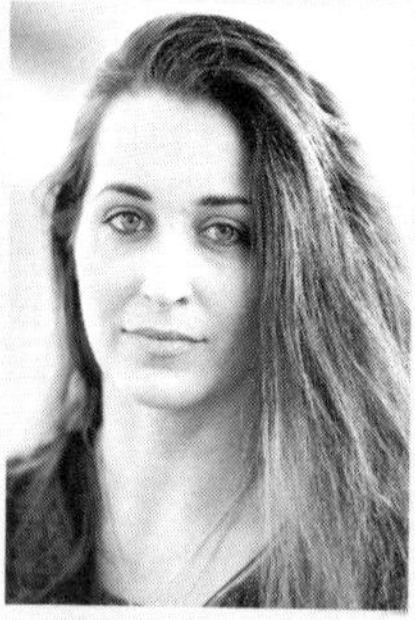

Natalie L. Dyer, PhD

Global Advances in Integrative Medicine and Health Volume 12: 1 11

DOI: 10.1177/27536130231187368
journals.sagepub.com/home/gam

※ナタリー・ダイアー博士は、元ハーバード大学医学大学院研究員であり、世界最大のレイキの研究機関であるセンター・フォー・レイキ・リサーチの代表、そして「龍神レイキ」の顧問を務めています。本論文は、ダイアー博士のチームがCOVID-19パンデミック中に最前線で働く医療従事者に対して、遠隔レイキを行ったパイロット試験の結果をまとめたものです。英国（UK）内の医療専門家40名（ほぼ女性）が参加し、結果としてストレスの軽減、睡眠の質の向上に関連することがわかりました。

【要約】

背景：レイキはバイオフィールド療法であり、生体系のエネルギーと情報フィールドに影響を与えることで、リラクゼーションを促し、治癒反応を刺激することができるという説明モデルに基づく。

目的：COVID-19パンデミック中に最前線で働く医療従事者の健康関連症状に関して、遠隔レイキプログラムの実用的被験者内パイロット試験を実施すること。

方法：英国（UK）内の医療専門家（医師、看護師、救急隊員など）は遠隔レイキプログラムに申し込む資格があり、本調査研究にも招待された。各参加者に、8名のレイキ実践者が同時に、4日間連続で20分間のレイキを遠隔的に施した。募集、データの完全性、受容性と介入の忠実性、およびアウトカム測定における変化の予備的評価を含めて、研究の実行可能性を評価した。参加者のストレス、不安、痛み、ウェルビーイングと睡眠の質を7点数値評価スケールで評価した。測定は、レイキを受けるための申し込み時点（プレ）と最終のレイキセッションの後（ポスト）に実施した。プレとポスト時点のデータはウィルコクソン符号順位検定を使用して解析した。

結果：79名の医療専門家がレイキを受けることを申し込み、ベースライン測定を受けた。このうち、40名が4日間の介入後のポスト測定を完了し、プレ・ポスト解析に含まれた。ほとんどの参加者が女性であり（97・5％）、平均年齢は43・9歳（標準偏差＝11・2）であった。本研究は実行可能であり、十分な募集、データの完全性、受容性と忠実性を備えていた。ウィルコクソン符号順位検定により、ストレス（M（検定統計量）＝－2.33; P＜.001）、不安（M＝－2.79; P＜.001）と痛み（M＝－.79; P＜.001）における統計的に有意な低下、そしてウェルビーイング（M＝－1.79; P＜.001）と睡眠の質（M＝－1.33; P＝.019）における統計的に有意な上昇が明らかにされた。

結論：レイキプログラムは実行可能であり、COVID-19のパンデミックにより影響を受けた最前線で働く医療従事者において、ストレス、不安と痛みの低下、そしてウェルビーイングと睡眠の質の向上に関連していた。

キーワード　レイキ、医療専門家、ストレス、不安、痛み、COVID-19

受領：２０２２年12月22日、受理：２０２３年６月16日掲載受理：２０２３年６月21日

[1]Center for Reiki Research, Southfield, MI, USA [2]Department of Physiology, University of Arizona, Tucson, AZ, USA [3]Reiki Medic-Care, London, UK

連絡著者：

Natalie L. Dyer, PhD, Center for Reiki Research, 21421 Hilltop St, Suite 28, 48033 Southfield, MI USA. Email: natalieleighdyer@gmail.com

【はじめに】

COVID-19 の世界的な流行は、世界各地で医療専門家にとって職場でのストレスを大幅に上昇させ[1-4]、深刻な公衆衛生上の問題をもたらした。さまざまな国の研究のメタ解析により、医療従事者の不安、ストレス、うつ状態、睡眠と心的外傷後ストレス障害（PTSD）が、このパンデミックの間に有意に上昇することが明らかにされた[5-7]。英国（ＵＫ）は、COVID-19 に起因する65歳未満人口の死亡率が最も高い国の一つであり、入院レベルの最も高い国の一つでもあった[8,9]。同様に、このパンデミックは、ＵＫの最前線で働く医療従事者において、中程度から重症度のうつ状態を含めて健康関連の症状を増加させた[2]。パンデミックにおける医療従事者のウェルビーイングの低下を決定づけた主な要因としては、最前線で働く医療従事者として患者との直接接触、通常とは異なる職種または役割への配置転換[1,2]、そして新型コロナウイルスに対する恐怖が挙げられる[10]。パンデミックにより増加したこのようなストレスを軽減するために、最前線で働く医療従事者のメンタルヘルスを改善させる戦略が必要とされ、特に社会的距離の制約の中で遠隔で実施可能なものが必要とされる。

レイキは日本を起源とするバイオフィールド療法の一形態であり、生体系の周囲または内部のエネルギーや情報フィールドに影響を与えることで、リラクゼーションを促し、治癒反応を刺激することができるという説明モデルに基づいている[11]。レイキは、一般的に統合医療プログラムの一部として提供されており、低コスト・最小限のリスクで、リラクゼーションを促進し、痛みとストレスを軽減し、理論的に身体の自然治癒能力を促進できる[14]ことから、UKとアメリカ合衆国（US）の多数の病院において提供されている[12,13]。レイキは実践者の手を身体の上に置いたりして、直接対面して行うこともできるし、実践者と受け手の間に直接のコミュニケーションや接触があってもなくても、離れた場所から遠隔で行うこともできる。レイキは遠隔的に施術できることから、COVID-19の世界的流行のような社会的距離の確保やコミュニティのロックダウンが必要とされる状況では、特に有用な治療法である[15]。

メタ解析とシステマティックレビューでは、無作為化比較条件下（例えば擬似的レイキまたは標準治療との比較）を含め、レイキが不安[22-24]、うつ状態[25,26]、燃え尽き症候群[27,28]、痛み[22,29-32]

を軽減させて、リラクゼーションとウェルビーイングを改善させる[33,34]ことが示され、心理的および身体的な健康状態を改善できると報告している[16-21]。医療従事者集団を対象としてレイキを評価した研究は少ないが、それらの結果は、レイキを自分で行った看護師のストレス軽減[35]、メンタルヘルス臨床医の燃え尽き症候群の減少[28]、看護師のストレス、呼吸数および心拍数の低下[36]、並びにストレスコーピングおよび疲労の改善[37]を示している。

パンデミックの蔓延以来、社会的距離の確保や接触の制限が必要とされ、多数の事業が閉鎖される中で、遠隔レイキの使用は増加している。UK内の10名のレイキ実践者による定性的研究は、彼らはテクノロジーと遠隔レイキを使用して自らの実践を適応させる価値を感じているが、遠隔レイキが対面での実践に代わるものではないと信じていることを報告した[38]。多くの研究が精神的および身体的な健康のアウトカムに関して対面のレイキを支持する一方で、遠隔レイキの効果についてはあまり知られていない。これまでに、遠隔レイキに関して7件の研究が実施されており、心理的健康状態に対してはメリットが示されているものの、痛みについては入り交じった結果が報告されている[37,39-44]。例えば、無作為化比較試験（RCT）では、帝王切開後の遠隔レイキにより、通常のケアと比較して有意に低い心拍数と血圧が見出されたが、痛みに関しては違いが認められなかった[39]。他方、別の研究においては、通常のケアと比較してレイキががん患者の痛み、不安と疲労を低減させた[40]。また別の研究では、関節リウマチ患者に対する遠隔レイキにより、不特定の対照群と比較して痛みとＱＯＬ（生活の質）が改善された[41]。

患者ではない専門職集団に対するレイキの研究に関しては、ソフトウェア専門家への遠隔レイキは、知覚ストレスを軽減させたが、レイキ群と対照群との間で統計的比較は行われなかった[42]。最近の研究では、COVID-19による隔離期間中のデジタルヘルス分野の雇用者に対する遠隔レイキが評価され、未治療対照群と比較してストレスおよび不安の低減が観察された[43]。これまで、医療専門家を対象とした遠隔レイキの研究は1件のみが実施されている。そのＲＣＴでは、看護師を対象とした遠隔レイキを評価し、ストレスへの対処戦略と疲労が対照群と比較して改善されたことが見出された[44]。しかし、この研究は募集手順、データ収集とレイキ介入に関する記述が不十分であり、一つの病院でのみ実施されていた。

本研究は、複数の医療機関にわたって医師、看護師をはじめとする最前線で働く医療従事者の健康状態に関する遠隔レイキを評価する初めての研究である。我々は、COVID-19パンデミック時にＵＫのReiki Medic-Careプログラムの実用的被験者内パイロット試験を実施した。Reiki Medic-Careは、ＵＫにおいてNational Health Service（ＮＨＳ、国民保健サービス）の最前線で働く医療専門家に遠隔レイキを無料で提供する非営利組織である。主要な目的は、参加者の募集と確保、データの完全性、受容性、そして介入の忠実性を評価することにより、将来のＲ

ＣＴのための調査手順の実行可能性を検証することであった。副次的目的は、臨床的に意義のある変化を含む、アウトカムの測定における予備的変化を評価することであった。４日間連続の遠隔レイキの前（プレ）と後（ポスト）のストレス、不安、痛み、ウェルビーイングと睡眠の質を評価した。先行研究に基づき、我々はすべてのアウトカムの測定がレイキの後で有意に改善されると予測した。

【材料および方法】

参加者および募集

参加者は、ＵＫ国民保健サービス（ＮＨＳ）のために働く看護師、医師、救急救命士や他の医療関係者をはじめとする最前線の医療専門家であった。最前線で働くＮＨＳ職員は誰でも、Reiki Medic-Care プログラムの一環として無料で遠隔レイキを受けることができた。本研究は実用的被験者内パイロット試験であるため、必要な被験者数（sample size calculation）の計算は行わなかった。医療従事者はこのレイキプログラムについて、口コミ、友人や家族、ソーシャルメディア、病院職員・病棟上級職員や医師に配布されたパンフレットを通して知らされた。興味のある者はオンライン予約システムを使用して申し込み、ボックス（「はい」か「いいえ」）をクリックすることにより、研究への参加を選択した。本研究はＮＨＳ医療従事者のための既存プログラムの評価であったので、NHS Health Research Authority（ＮＨＳ医療研究機構）からの施設内審査委員会による承認を免除された。この観察研究の適切な報告を保証するために、The Strengthening the Reporting of Observational Studies in Epidemiology（STROBE、「疫学における観察研究の報告の強化」）のガイドラインが使用された[45]。

Reiki Medic-Care プログラム

Reiki Medic-Care は、２０２０年６月に設立され２０２０年９月に開始された非営利イニシアチブである。このプログラムのゴールは、複数の国において保険が適用される実践者チームを設立して、燃え尽き症候群に苦しむ公立病院の医療専門家に無料のレイキサービスを広めることである。これまで、イングランド、スコットランド、ウェールズと北アイルランド等、ＵＫにおいて５９２回のセッションを実施してきた。このプログラムは、現在のところ公的なマーケティング活動は行われず、完全に口コミに頼っている。

本研究の実施時点で、このプログラムには２６０名のレイキ実践者が参加していた。レイキ実践者は、すべてがＵＫのレイキ運営委員会である The Reiki Council（レイキ協議会）のメンバーであるレイキ組織のメンバーシップを通してこのプログラムに参加していた。すべてのレイキ実践者は、臼井式レイキのレイキレベルⅡまたマスターレベルまでトレーニングされ、対面での手ほどきを受けており、一般を対象とした施術に関して完全な保険が適用されていた。また彼らは、レイキ協議会のメンバーである組織の現在の認証されたメンバーである必要があった。すべてのレイキ実践者は、守秘義務に関する声明を含む諸条件に同意した。Reiki Medic-Care およびすべての役員は公的賠償責任保険の適用を受けていた。Reiki Medic-Care のボランティアが予約およびポータル管理者を務めた。

【手順】

レイキ実践者：Reiki Medic-Care が提唱する単独の実践者よりも、より多くの実践者を使用する方が強い効果をもたらす可能性があるとの未検証の理論に基づき、参加者1名に8名のレイキ実践者が割り当てられた。参加者にはレイキ実践者に関する情報は何も与えられていなかった。回避できない齟齬が生じない限り、同一の参加者に対して同一の8名のレイキ実践者が毎日施術に当たった。レイキ実践者がチームに要請された割り当て時間に参加できない場合は、実践者の非公開のフェイスブックページを通して別のグループの実践者がファーストレスポンスベースで手配された。レイキ実践者は同じグループの他の実践者の名簿を閲覧できたが、連絡先の詳細は知らされなかった。実践者は互いに正式に紹介されることはなかったが、既知の名前を名簿上に見つけることはあったかもしれない。特定の要請または利用者について、実践者はプログラム管理者以外の誰とも連絡しないように依頼された。レイキ実践者には、参加者とのつながりを円滑にするために、参加者の氏名、生年月日、所在と写真が与えられた。

レイキセッション：参加者は、オンライン予約システムを使用し、紹介状なしのセルフリファーラル（自己照会）により自らのレイキセッションのスケジュールを設定した。参加者は、施術を受けながら心地よく過ごせるように、就業時間以外に予約を取るように勧められた。また、就寝中でも施術を受けられることが伝えられた。各参加者は、受付時間（午前8時〜午後11時30分）内で都合の良い日時を選択した。レイキの要請は、要請が受領された順に体系的に実践者グループに割り当てられた。

参加者は8名のレイキ実践者から4日間連続で20分間のレイキを受けた。標準的な遠隔レイキの施術が20分間であることに加えて、この施術時間の選択は、多忙なスケジュールの中で施術を受けるためにどの程度の時間をさけるのか、著者らと医療従事者、特に医者との議論に基づいていた。4回のセッションにより蓄積効果が増強されるが、これはレイキを日本から西側世界に広めることに尽力したハワヨ・タカタ女史により推奨されていた[46]。他の研究においても同じ施術時間と頻度が使用されていた[42,43]。

セッションの前、最中と後に実践者と利用者間にコミュニケーションはなかった。

レイキプログラムに申し込んだ医療従事者には、セッションについてテキストとビデオによる指示がYouTubeビデオへのリンクと共に提供された。実践者チームがレイキを送る20分の間、参加者は横になるか座って静かに過ごすように指示された。静かな場所を探し、電子機器の電源を落として、椅子に座るかソファやベッドに横たわるように指示された。また、セッション中に音楽を聴いても良いと告げられた。ゆっくりと呼吸してリラックスするように指示された。身体のかすかな兆候に気づき、和やかな気持ちになり、眠りに落ちることがあるが、これらはレイキを受ける際の正常な反応であることが参加者に告げられた。さらに、セッション後に水を飲み、頭に浮かんだことを何でも記録しておくように指示された。何名の参加者がこれらの指示に従ったかは不明である。

レイキの手順は半構造化されており、施術者は、設定された手の位置を使用した体系的なアプローチに従うか、あるいは知覚された身体からの反応に従う直感的アプローチ〔例えばビョーセンスキャン（手のひらを使って身体やチャクラのアンバランス、オーラの弱点、本来の機能を果たしていない体の部分の検出）、あるいは治癒を最も必要とする身体の領域の特定〕のいずれかを、自らの好む作業方法に応じて行った。体系的なアプローチを使用する場合は、レイキ実践者は以下の各部位をカバーするように指示された。1）額部／前頭葉、眼、副鼻腔、脳下垂体／視床下部、2）耳、側頭葉、上顎、3）松果体、後頭部、脳幹／脊髄上部、4）心臓／胸腺、5）肺、6）肝臓／胆嚢／胃／膵臓、7）腎臓／副腎、8）大腸と小腸。

【データ収集】

測定は、カスタムメイドのオンラインデータ収集システムを使用して、レイキプログラムの申し込み時点と4回目の最終セッション終了直後に実施され、その際に参加者には質問票へのリンクもEメールで送付された。データは参加者により直接入力されて、.csv ファイルとしてダウンロードされるまでオンラインシステムに保管された。参加者の氏名は、詳細がデータシステムに追加される前に自動的に匿名化された。

実行可能性：本研究の実行可能性は、参加者の募集、データの完全性、受容性、および忠実性を介して評価された。

募集：募集率、適格規準、および意図される研究集団への介入の関連性を評価した。可能な場合は年齢、性別と職業を含む、異なる参加者グループ間の変数を評価した。

データの完全性：データが比較的完全で利用可能であるか、そして測定が特定の集団および介入に対して適切であるかを評価した。研究記録と管理データを使用して、フォローアップ不能率を調査し、文書化した。各時点で収集されたデータは、Microsoft Excel を使用して質と完全性を評価した。

受容性：参加者の参加継続、研究手順の遵守、介入への参加、手順と介入の理解、負担、介入の受容性と満足度、安全性と予期しない有害事象について評価した。

介入の忠実性：参加者一人当たりのレイキ実践者の総数、セッションの順序とタイミングなど、マニュアル化されたコンセンサス介入に合致した方法で提供されたレイキセッションの割合を評価した。

健康関連症状：質問票は、Measure Yourself Medical Outcome Profile（MYMOP、「自己測定した医学的アウトカム・プロファイル」）に基づくものであり、これは一般的な健康状態を評価するための検証済みの患者報告アウトカムツールである[47]。本質問票は、パンデミックによる悪影響に基づき、ストレス、不安、痛み、ウェルビーイングと睡眠の質など、事前に設定された症状を含むように著者らによって調整されていた[1-7]。この事前選択は、参加者のスコアを症状内で比較するために実施された。参加者は、7点数値評価スケールを使用して各症状を報告した。このスケールは、「（0）可能な限り良い」から「（6）可能な限り悪い」から成り、点数が低いほど一般的な健康状態／QOLが高いことを意味する。

臨床的に意義のある最小変化量：統計的有意性に加えて、アウトカムの変化を臨床的に意味のある様式で理解することが重要である。MYMOPを使用した先行研究[47,48]に基づき、臨床的に意義のある最小変化量（MCID）を、臨床的に重要な変化であるとされる推奨値0・8点から切り上げて、スコアが1点以上の改善（減少）として定義した[47,48]。さらにまた、1・11点の改善は「少し良くなった」状態として、2・05点の改善は「はるかに良くなった」状態として記載されてきた[47]。従って、ポスト時点でMCID（1点以上の改善）を満たした参加者の割合と、「少し良くなった」（1・11以上）、「はるかに良くなった」（2・05以上）に該当する改善を達成した参加者の割合を報告する。

定性的フィードバック：参加者はプレ時点での測定に関する質問票の最後のテキストボックスに、追加の症状／不調を書いてもよく、ポスト時点での測定の最後には、セッションに関するコメントを書くこともできた。参加者はフィードバックをEメールで送ることもできた。

データ解析

データの正規性は、シャピロ・ウィルク検定を使用して評価した。正規分布していないデータはマン・ホイットニーのU検定またはクラスカル・ウォリスのH検定を介して解析され、プレ時点でのスコアと変化スコアをセッション完了者と非完了者間、そして異なる職種間でそれぞれ比較した。プレ時点からポスト時点へのスコア変化を解析するためにウィルコクソン符号順位検定を行い、効果量(r)も計算した。検出力を.80と設定して平均値の事後検出力分析を行った。P値をP＜.05と設定した。すべての解析はIBMのSPSSバージョン22.0を使用して行った。

【結果】

実行可能性

募集：研究のための募集は２０２０年９月に始まり２０２１年10月まで続けられた。募集は主に口コミ、病院内の掲示物、ソーシャルメディアへの投稿を通して行われた。従って、研究期間中に何名の医療従事者にこの研究情報が伝わったのかを特定することは不可能であった。

レイキを受けるために申し込んだ者（N＝95）のうち、３名はプログラムに不適格であったが、その理由は最前線で働く医療従事者ではないこと（N＝２）と、UK居住者ではないこと（N＝１）であった。レイキプログラムに申し込みかつ適格であった最前線で働く医療従事者92名のうち、84名が本研究への参加に同意した（91・３％）。研究への参加に同意した参加者のうち、79名はプレ時点で測定を受け、このうち40名はポスト時点での測定も受けた（参加継続率は51％）。さらに詳細な情報については、図１に示された参加者のConsolidated Standards of Reporting Trials（CONSORT、「臨床試験報告に関する統合基準」）チャートを参照のこと。

人口統計学：参加者（N＝40）のほとんどが女性で（97・55％）、平均年齢は43・９歳（範囲は21〜64歳）であった。参加者はロンドン、ノッティンガム、シェフィールド、リード、グラスゴーや他の多くの地域を含むUK内の32の異なる場所から集まった。職種に関しては、看護師（N＝15; 37・55％）、医師（N= 14; 35％）、そして療法士や患者ケアアシスタントなどの他の

図1　参加者フローチャート

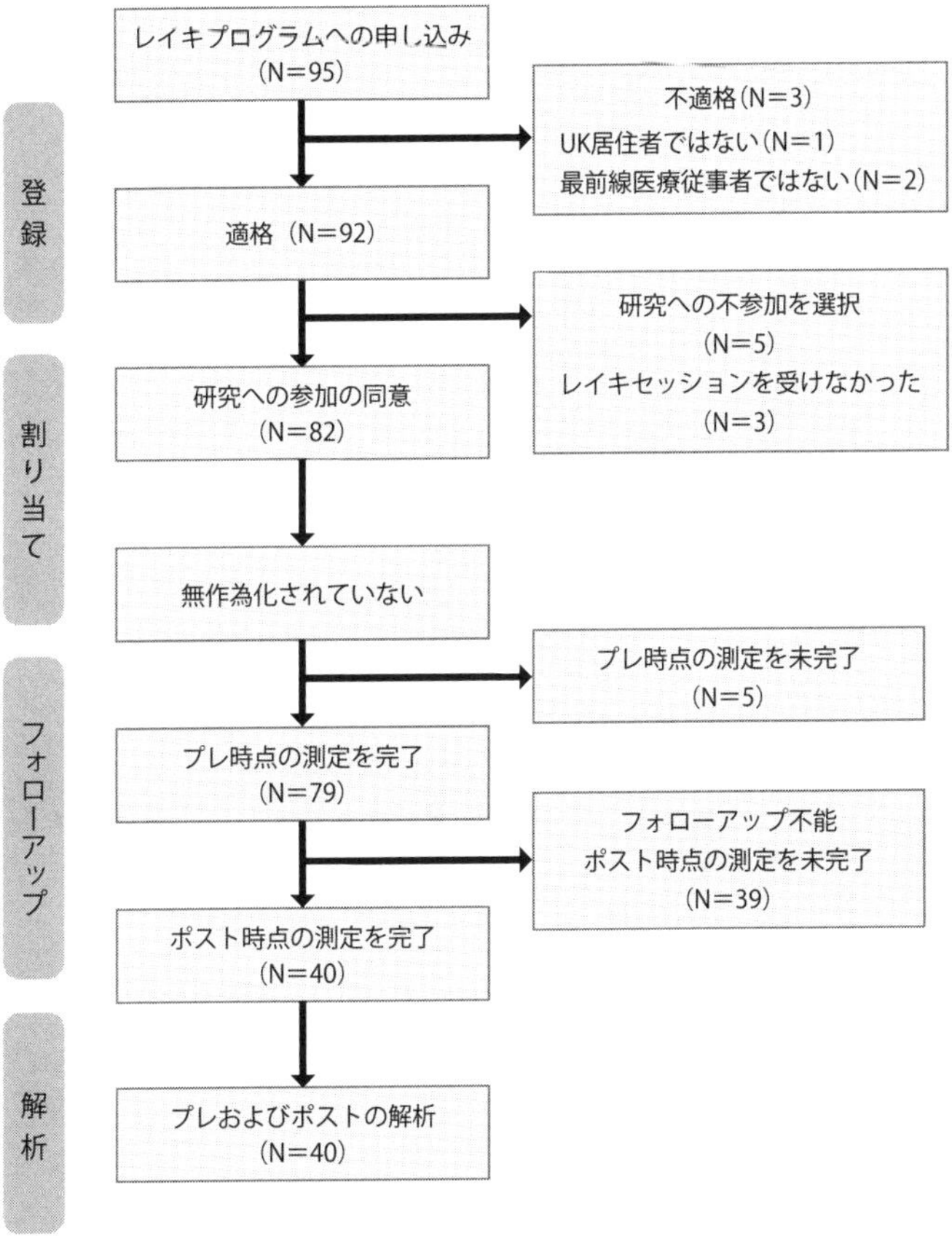
登録
割り当て
フォローアップ
解析
レイキプログラムへの申し込み
(N=95)
不適格(N=3)
UK居住者ではない(N=1)
最前線医療従事者ではない(N=2)
適格 (N=92)
研究への不参加を選択
(N=5)
レイキセッションを受けなかった
(N=3)
研究への参加の同意
(N=82)
無作為化されていない
プレ時点の測定を未完了
(N=5)
プレ時点の測定を完了
(N=79)
フォローアップ不能
ポスト時点の測定を未完了
(N=39)
ポスト時点の測定を完了
(N=40)
プレおよびポストの解析
(N=40)

臨床スタッフ（N = 11; 27・55%）も含まれた。

データの完全性：データの完成度は十分であった。ベースライン（プレ時点）で、参加者の94・0%が測定を完了し、これらの参加者の50・6%がポスト時点で測定を完了した。アウトカムの測定に関して欠測値はなかった。異なる番号で複数のＩＤを記録した参加者（例えば＃8）も存在したが、これは修正可能であり、すべての参加者のデータを統合した。

参加者の症状と懸念に関する記述式の定性的なフィードバックに基づくと、測定は特定の集団および介入に関して適切であった。多くの参加者が新型コロナウイルス感染症または新型コロナ後遺症を有すること、新型コロナワクチンの副作用に苦しんだこと、あるいはCOVID-19患者への対応にストレスを感じることを報告した。症状に関しては、彼らは多大なストレスと不安、PTSD、痛み、疲労と睡眠障害の経験を報告した。これらの訴えは本研究において使用されたアウトカムの測定（ストレス、不安、痛み、ウェルビーイングと睡眠の質）に沿うものであった。

マン・ホイットニーのU検定を用いて、プレ時点とポスト時点での測定を共に完了した参加者（完了者、N = 40）と完了しなかった参加者（未完了者、N = 39）間で、職業に関して有意差は認められなかった（すべてのP値 >.4）。男性参加者は1名のみであったため性別による差は検証できなかった。年齢に関しては、完了者（M = 43.9, SD = 11.2; 平均順位 = 49.6）は未完了者（M

= 37.3, SD = 8.8; 平均順位 = 34.9) よりも有意に年齢が高かった (P = .005)。

アウトカムの測定に関しては、完了者(すなわちプレ時点とポスト時点での測定を共に完了した)と未完了者(ポスト時点での測定を完了しなかった)の間でプレ時点でのスコアに有意な差は認められなかった(表1)。

受容性：レイキプログラムを申し込んだ92名の適格な参加者のうち、5名(5・3%)は研究手順から離脱した。手順の遵守は、6名を除くすべての参加者で達成された。その6名の内訳は、3名(3・2%)は申し込みをしたが、レイキに参加できる日時を伝えなかったためレイキを受けられず、残りの3名はレイキを受けたが、定性的フィードバックで「セッションにアクセスできなかった」(N = 1)、「治療開始の電話を受けられなかった」(N = 1)、「セッションを忘れていた」(N = 1)と報告した。92名のうち2名は手順と介入について理解しておらず、ポスト時点でのアウトカムの測定を完了しなかったため最終解析には含まれなかった。

参加者はレイキセッション中に眠っていてもよく、アウトカムの測定は5分未満で完了できたので、本研究による負担は非常に小さいものであった。

定性的フィードバックに基づく参加者の介入の受容性と満足度(N = 20)は圧倒的に肯定的であり、中立的または否定的なコメントは一つだけであった。「言いにくいのですが、特に感じるものはなく、私の生活は通常よりもストレスが多く、多忙で、障害も多いように思えました。

表1　完了者(N = 40)と未完了者(N = 39)についてプレ時点で測定されたすべてのアウトカムの平均(M)および標準偏差(SD)

	完了者(N=40)		未完了者(N=39)		
測定	M	SD	M	SD	P
ストレス	3.90	1.34	3.90	1.05	0.790
不安	3.78	1.49	3.92	1.48	0.717
痛み	1.98	1.59	2.46	1.57	0.135
ウェルビーイング	3.53	1.30	3.62	1.14	0.406
睡眠の質	3.40	1.57	3.15	1.63	0.996

注：解析はマン・ホイットニーの U 検定を使用して行われた。

私は波長を合わせることができず、レイキが送られる時にセッションを受けることをちょっと忘れていました。それでも、……私にとって、まったく効果がなかったとは言えません。たぶん2、3日後に効果を感じるかもしれません……。でも、試してくれてありがとう。他の人たちには効果があることを願っています」。このコメントはセッションについて忘れていた参加者からのものであり、このコメントの重みは限定的であった。以下に肯定的なコメントの例を簡潔に示す。「私は1年以上副鼻腔の問題に悩まされてきましたが、セッション後に、ほぼ完全に解消されました。よく眠れるようになりました。ストレスにもあまり煩わされなくなりました」「素晴らしいの一言です。ありがとうございます。私のストレスレベルとこれに関連した腰痛が大幅に軽減されました」「今週のレイキセッションを円滑に進めてくださってありがとうございます。対面で受けるレイキと同じ効果があるのかどうか少し疑わしく思っていたのですが、これはとてもリラックスできるものであり、セッション中とその後すぐにポジティブな身体と心の反応を感じました」。

これは遠隔で行われる接触のない介入だったので、有害事象は報告されず、安全性の懸念もなかった。

忠実性：Reiki Medic-Care プログラムは高い忠実性を示し、レイキ実践者の総数、セッションの順序とタイミングを含め、100％のセッションが介入プロトコールを遵守して実施された。

健康関連症状

図2にプレ時点およびポスト時点でのすべてのアウトカムに関する平均と平均スコアの標準誤差を示す。シャピロ・ウィルク検定により本データは正規分布していないことが明らかになり（すべてのP値<.05）、従ってノンパラメトリック検定を採用した。ウィルコクソン符号順位検定により、すべてのアウトカム測定に関して、プレ時点とポスト時点の間で有意差が認められた。ストレス［pre Mdn (IQR)（Mdn＝中央値、IQR＝四分位範囲）＝4.0 (2)、post Mdn (IQR) = 2.0 (1); P < .001, r = .634］、不安［pre Mdn (IQR) = 4.0 (2), post Mdn (IQR) = 2.0 (2); P < .001, r = .698］、痛み［pre Mdn (IQR) = 2.0 (2), post Mdn (IQR) = 1.0 (2); P < .001, r = .630］、ウェルビーイング［pre Mdn (IQR) = 4.0 (1), post Mdn (IQR) = 2.0 (2); P < .001, r = .578］、睡眠の質［pre Mdn (IQR) = 4.0 (1), post Mdn (IQR) = 3.0 (3); P = .019, r = .371］。表2にプレ時点からポスト時点のすべての症状に関する平均順位、順位の合計と統計量を示す。効果量（r）の範囲は中（.30～.50）から大（>.50）であった。

臨床的重要性：ポスト時点でMCIDを満たした参加者の割合は、睡眠の質の45％から不安の75％までの範囲であり、「少し良くなった」に該当する参加者の割合は痛みの25％からストレスの50％までの範囲であり、「はるかに良くなった」に該当する参加者の割合は、痛みと睡眠の質

図2　プレ時点およびポスト時点で測定されたすべてのアウトカムの平均および平均の標準誤差（N = 40）。スコアの減少は改善を意味する

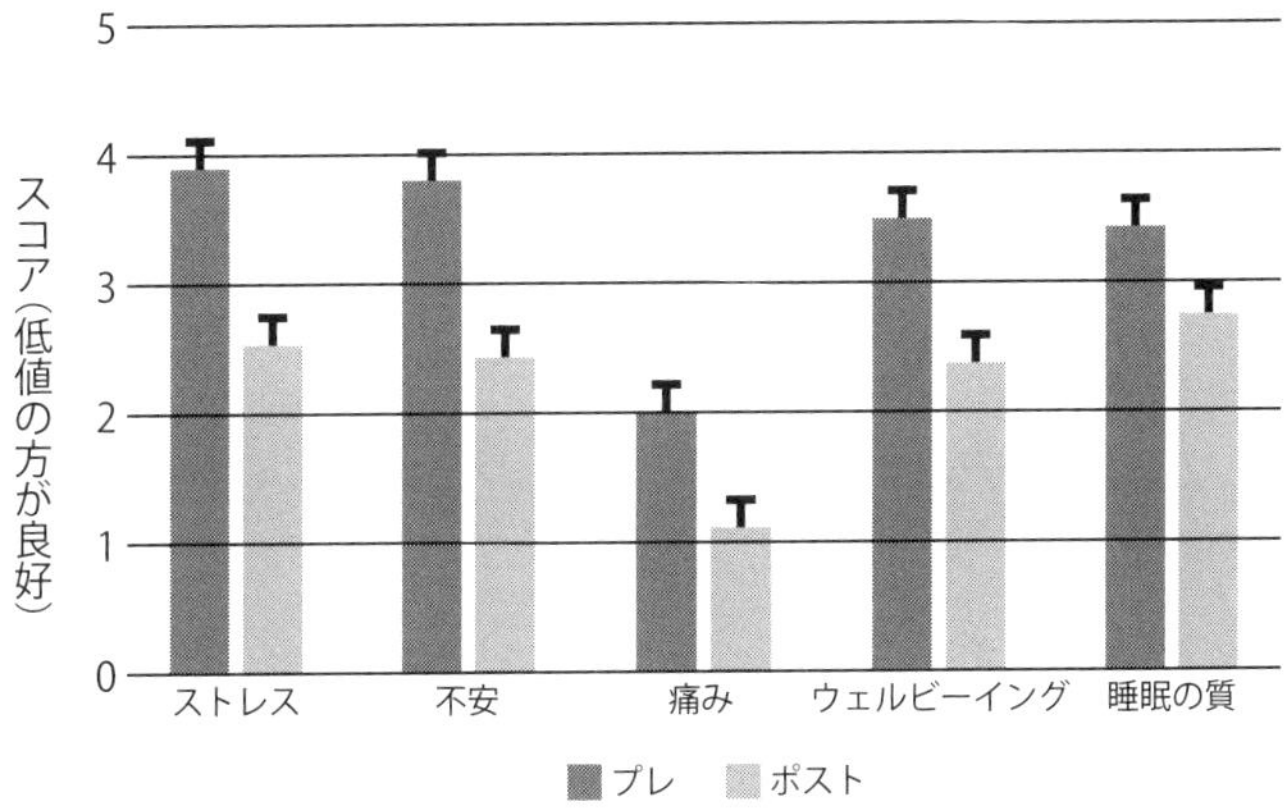

の12・5％からストレスと不安の20％までの範囲であった（表3を参照）。

スピアマンの相関により、プレ時点のスコアまたは変化スコアと年齢の間には有意な関連のないことが明らかにされた（すべてのP値 >.3）。男性参加者は1名のみであったため性別に基づく差は検証できなかった。さらに、プレ時点のスコアまたは変化スコアに関して、看護師、医師とその他の医療従事者間に有意な関連はなく、従ってこれらの者を一つのコホートに含めることが正当化された（表4を参照）。

事後検出力分析

検出力を.80とした事後検出力分析により、統計的有意性を満たすために必要なサンプルサイズ（被験者数）は9～40の範囲であることがわかった。具体的には、検出力が.800で効果量が.806であるストレスに関してサンプルサイズはN＝11が必要となる。検出力が.837で効果量が.960である不安に関してはN＝9が、検出力が.813で効果量が.716であるウェルビーイングに関してはN＝14が、検出力が.831で効果量が.803である痛みに関してはN＝12が、検出力が.808で効果量が.405である睡眠の質に関してはN＝40が必要となる。従って、本研究では、すべてのアウトカムの測定に関して、統計的に有意な変化を検出するための適切なサンプルサイズが満たされていた。

表2　プレ時点からポスト時点のすべての症状に関する平均順位、順位の合計と統計量（N = 40）

測定 プレ-ポスト	負の順位 n	負の順位 平均	負の順位 順位の合計	正の順位 n	正の順位 平均	正の順位 順位の合計	z	p	r
ストレス	29	16.41	476.00	3	17.33	52.00	-4.013	<.0001	.634
不安	30	18.40	552.00	4	10.75	43.00	-4.416	<.0001	.698
痛み	21	11.74	246.50	1	6.50	6.50	-3.982	<.0001	.630
ウェルビーイング	29	17.50	507.50	5	17.50	87.50	-3.656	<.0001	.578
睡眠の質	18	13.81	248.50	7	10.93	76.50	-2.347	0.19	.371

注：解析にはウィルコクソン符号順位検定を使用した。

表3　ポスト時点（N = 40）で臨床的に意義のある最小変化量（MCID）、「少し良くなった」と「はるかに良くなった」に合致した参加者の割合

測定	MCID（≧1）	「少し良くなった」（≧1.11）	「はるかに良くなった」（≧2.05）
ストレス	72.5	50.0	20.0
不安	75.0	47.5	20.0
痛み	52.5	25.0	12.5
ウェルビーイング	72.5	48.7	12.8
睡眠の質	45.0	32.5	12.5

表4　看護師（N ＝ 15）、医師（N ＝ 14）とその他の医療従事者（N ＝ 11）に関する、プレ時点のすべての症状の平均（M）と標準偏差（SD）、およびプレ時点からポスト時点への症状変化スコア（Δ）

測定	看護師 M（SD）	医師 M（SD）	その他の医療従事者 M（SD）	p
ストレス	4.13（1.06）	3.50（1.61）	4.09（1.30）	.570
△ストレス	-1.60（1.50）	-1.00（1.96）	-1.54（1.69）	.973
不安	3.80（1.37）	3.50（1.74）	4.09（1.37）	.675
△不安	-1.40（.98）	-1.07（1.59）	-1.64（1.69）	.808
痛み	2.00（1.41）	2.00（1.80）	1.91（1.70）	.297
△痛み	-.93（1.16）	-.93（1.07）	-.73（1.10）	.760
ウェルビーイング	3.73（1.16）	3.50（1.56）	3.27（1.19）	.921
△ウェルビーイング	-1.47（1.24）	-.85（1.86）	-1.00（1.67）	.525
睡眠の質	3.60（1.45）	2.86（1.99）	3.82（.87）	.700
△睡眠の質	-.87（1.24）	-.21（2.04）	-.109（1.87）	.413

【考察】

これは、医師、看護師をはじめとする最前線で働く医療従事者のための遠隔レイキの初めての研究である。結果は、本研究が実行可能であることを示し、満足のいく募集、データの完全性、受容性と忠実性を実証した。将来の研究においては、報酬の提供や測定完了のリマインダー送付などの参加継続率を向上させる戦略が採用される予定である。介入は参加者にとって受容できるものであり、高い忠実性を実証した。予備的な結果は、プレ時点からポスト時点にかけてすべてのアウトカム測定、すなわちストレス、不安、痛み、ウェルビーイングと睡眠の質の有意な改善を明らかにした。中から大の効果量、そしてMCIDを満たす参加者の割合が高いことは、レイキ後に観察された改善が臨床的に関連することを意味する。年齢や職業（医師、看護師とその他の医療従事者）の社会人口統計学的変数に関して、ベースラインのスコアまたはスコア変化に統計的有意差はなかった。

サンプルはほとんどが女性であり、男性参加者は1名のみであったことから、性別による差は解析できなかった。本研究は、実験群（N＝40）のサンプルサイズが同じであった1研究を除いて、他の遠隔レイキの先行研究よりサンプルサイズが大きかった[38]。他の遠隔レイキ研究では、レイキ群のサンプルサイズが8[39]から30[41,43]の範囲であった。従って、本研究のサンプルサイズは平均より大きく、他の遠隔レイキ研究と比較した際の強みとなっている。さらに、事後検出力分析の結果、必要なサンプルサイズは症状に応じてn＝9～40で範囲であった。従って、本研究のサンプルサイズである40は、すべてのアウトカム測定の統計的有意性を達するために適切な検出力の要件を満たしていた。

MYMOPは他の遠隔レイキ研究では使用されていないが、対面でのレイキの研究では使用されている[28,49-51]。これらのうち2つの研究[28,49]では平均値が報告されておらず、比較は不可能であった。過敏性腸症候群または過敏性腸疾患の患者200名に5回のレイキセッションを施術した一つの研究では、MYMOPでの総合的なプレ時点スコア平均の4・0が6週間のレイキ後に2・6に低下したことが報告され[50]、これは本研究の結果と同等であった。治癒を求める一般成人集団を対象とした別の研究において、症状1ではMYMOPのプレ時点スコアの平均4・9が4回のレイキセッション後に2・1に低下し、症状2は4・5から2・3に、またウェルビーイングは4・3から2・1に低下した[51]。我々はMYMOPの症状を事前に選定しており、他の研究との比較は限定的であることに注意する必要がある。

遠隔レイキに関して実施された研究は少数であるが、対面レイキの研究[16-21]と同様にこれらも心理的健康状態と痛み[37,40-44]に対するメリットが報告されている。しかし、これが一貫した事実であるかを確認するためにはさらに多くの研究が必要とされる。対面と遠隔のレイキを比較する将来の研究により、異なる施術様式によるレイキ効果に関する我々の理解が深まるだろう。遠隔レイキの施術は20分間であることが多い一方で、対面のレイキセッションは45～90分間続けられる傾向がある。本研究と同じく他の遠隔レイキ研究でも、4日間連続の20分間の施術を含めて、20分間のセッションが使用されてきた[39,41,44]。それらの結果は、COVID-19のパンデミック時において看護師のストレスと疲労が軽減されたこと[44]、関節炎患者において痛みが軽減し、QOLが向上したこと[41]を示した。一つの研究では20分間の遠隔レイキセッションを3日間連続で施術し、この研究の著者らは帝王切開後の患者において心拍数および血圧は低下したが、痛みは低下しなかったと報告した[39]。他の遠隔レイキ研究では、様々な施術時間と頻度が使用されていた。すなわち、5日間連続の30分間のセッション[40]、21日間連続の5分間のセッション[42]、6週間連続の60～90分間の6回のセッション[37]、3週間連続の42分間の7回のセッションである[43]。従って、特定の集団および／または症状に対するレイキの適切な期間と頻度に関するコンセンサスは未だ確立されておらず、異なるレイキの「用量」と反応を評価する将来的な研究が必要とされる。

レイキは部分的にはリラクゼーション反応の促進を介して作用し[52,53]、これは副交感神経系により媒介される[54]ので、炎症を軽減させる可能性がある[55]。レイキの研究は、心拍数の減少[56,57]、血圧の低下[22,27,56,57]、そして唾液免疫グロブリンAの増加[27]などの、ストレスおよび炎症の複数の生理学的マーカーの減少を示している。しかし、レイキ後の症状の変化が生物学的機構を介してどのように媒介されるのかを調査した研究はない。ストレス、不安、痛みや他の症状における改善の媒介物質を調査するために、同様の客観的な生理学的測定を対象とすることは、将来の研究に役立つだろう。

【限界】

本研究には議論を必要とする複数の限界が存在した。第1に、実用的被験者内パイロット試験であるため、比較群が存在せず、注目、観察されること、休息時間、あるいは経時的な自然変化（例えばホーソーン効果）の影響を説明する能力に限界があった。ただし、研究のこの段階では、有効性（efficacy）の評価が目的ではないため、対照群を含めないことが推奨された。第2に、参加者はレイキプログラムを自己選択しており、セッションに対する期待効果を除外できないことが挙げられる。我々は、結果に影響を及ぼした可能性のあるこれらのバイアスを防ぐことも、説明することもできなかった。さらに、参加者にレイキセッションに対する期待度について質問しなかった。将来の研究では、アウトカムの変化へのレイキの役割を評価するために、期待値に関する質問が含まれるだろう。

我々は、パンデミックにより影響された可能性のある職場変数（例えば受診患者数、労働時間）に関連する情報を得られなかったが、これらのデータを収集すれば研究が強化されたと考えられる。このパイロット試験では参加者の負担を最小限にすることを望んだが、後続研究では参加者への報酬を加えると共に質問を増やすことを予定している。また、参加者が職場や職場外のどこで測定を行ったかは不明であり、例えば高ストレス環境（例、職場）でプレ時点の測定を行い、よりリラックスした環境（例、自宅）でポスト時点の測定を行った可能性がある。

参加者の半数近くがポスト時点の測定を行わなかったが、この離脱率は統合療法や補完医療のプログラムの観察研究では正常な範囲内である[58,59]。参加者がポスト時点の測定を完了しなかった理由を確かめることは不可能であるが、最前線で働く医療専門家間の時間的制約が理由の一つとして挙げられるかもしれない。とはいうものの、ポスト時点の測定を完了した参加者と完了しなかった参加者の間で、そして職種によっても、プレ時点のスコアに有意差は存在しなかった。しかし、高齢の参加者は若齢の参加者よりも測定を完了する傾向が高く、将来は若齢参加者の参加継続を上昇させる戦略の導入必要性が強調された。募集が口コミ、紙または電子的なパンフレットを介して行われたため、どれほど多くの医療従事者がレイキプログラムの情報を受け取ったのかは不明である。将来的に募集を増やすための努力としては、プログラムについて医療従事者にEメールで通知するなどの、より直接的な募集方法が挙げられる。

主要な限界は、アウトカムの測定に影響を及ぼした可能性のあるCOVID-19関連の変数の評価ができなかったことである。それは例えば、医療従事者がCOVID-19患者と直接接触していたか、職場での彼らの役割の変化、あるいはウイルスに対する恐怖などであり、すべてがパンデミック中に低下した医療従事者のウェルビーイングを決定する主要な要因である[1,2,10]。しかし、我々はこのパイロット試験に関する参加者の負担を最小限にすることを目指した。将来の研究では、職場関連変数とストレス因子が説明されるだろう。

対面のレイキとは異なり、遠隔レイキには実践者と利用者とのコミュニケーションは含まれなかった。これは限界と見なされるかもしれないが、観察された変化が治療関係に依存しないものであることも意味した。さらにまた、本研究では参加に対する報酬が提供されなかったが、金銭的インセンティブを伴う統合医療研究では参加継続率が高くなる傾向が示されている[58,59]。従って、将来の研究には、参加者の継続を高めるために、質問票の完了に対する報酬が含まれるだろう。最後に、既存の症状を含むようにMYMOPが修正されたが、これはその妥当性に対する限界と見なされるかもしれない。しかし、その利用はUK医療システムにおいては一般的な慣行であり、参加者間で同じ症状を比較することが可能になる。将来の研究では、レイキ後の変化を検出するために、追加の検証済みの自己報告手法を使用する可能性がある。

このパイロット試験は、最前線で働く医療専門家を対象にしたReiki Medic-CareプログラムのRCTの実施を支持する有望な結果を提供した。将来の研究では、レイキプログラムをUKに加えて他の国々にも拡大させて、多国籍のデータセットを提供する予定である。後続研究では、ストレス、不安、痛み、ウェルビーイング、睡眠の質において観察された改善が長期間持続されるかを評価するために、待機リスト対照群、より大きなサンプルサイズ、そして長期的なデータを含めることを目的とする。これまでに、最終のレイキセッションを受けてから2日以上経過した時点でのアウトカムを評価した遠隔レイキ研究は存在しない。この集団におけるレイキ効果のより確かな理解を提供するために、参加者の視点から改善を理解するための定性的なインタビューを採用する予定である。

【結論】

本研究は、複数の病院からの医療従事者の不均一なグループを対象とした初めての遠隔レイキ研究であった。本研究のゴールは、完全な検出力を備えた治験により介入の有効性を評価するために、RCTを準備する予備的データを提供することであった。結果は、本研究が実行可能であることを示し、満足のいく募集、データの完全性、受容性と忠実性を実証した。レイキ後では、ストレス、不安、痛み、ウェルビーイングと睡眠の質を含むすべてのアウトカム測定において有意な改善が認められた。アウトカムにおける改善が対照群を超えるのか、および／または長期間に持続されるのかを決定するためには、更なる研究が必要とされる。これらの疑問に答えるためには、将来の研究は待機リスト対照群、そしてより大きなサンプルサイズと追加的なフォローアップ評価を使用して、プログラム評価を継続する必要がある。Reiki-Medic-Careプログラムは擬似的レイキセッションを非倫理的と考えるので、最初に待機リスト対照群を使用することになるだろう。後続の研究では、QOLに関連する症状を改善させることが期待されるマッサージなどの別の統合医療からの実薬対照群も含まれる。まとめると、この遠隔レイキプログラムは、パンデミック時のような職場のストレスに影響された医療従事者の健康関連症状に対して有望な効果を示した。

謝辞

我々は本研究への助成金に関して日本レイキヒーリング・アソシエイションに謝意を表したい。我々は予約および登録簿の管理者を務めてくれたCaroline Grayに感謝する。我々はまたこのレイキプログラムへの参加に関してReiki-Medic Careのレイキ実践者たちに謝意を表したい。

著者の貢献

NLDは方法論、正式な解析、解釈と原稿の執筆に関与した。ALBは研究の概念化、方法論、解釈と原稿の執筆に関与した。FGとRPは研究の概念化、方法論、解釈に関与した。すべての著者が原稿をレビューし、編集し、現在の形の原稿を承認した。

利益相反の宣言

著者らは、研究、著作者である権利および／または本稿の出版に関して潜在的な利益相反のないことを宣言した。

助成金

著者らは研究、著作者である権利および／または本稿の出版に関して、以下の財政的支援の受領を開示した。この研究は日本レイキヒーリング・アソシエイションによる財政的支援を受けた。

【参考文献】

1. Denning M, Goh ET, Tan B, et al. Determinants of burnout and other aspects of psychological well-being in healthcare workers during the COVID-19 pandemic: A multinational crosssectional study. PLoS One. 2021;16(4):e0238666.
2. Gilleen J, Santaolalla A, Valdearenas L, et al. Impact of the COVID-19 pandemic on the mental health and well-being of UK healthcare workers. BJPsych Open. 2021;7(3):e88.
3. Rathod S, Pallikadavath S, Young AH, et al. Psychological impact of COVID-19 pandemic:

protocol and results of firstthree weeks from an international cross-section survey-focus on health professionals. J Affect Disord Rep. 2020;1:100005.

4. Vanhaecht K, Seys D, Bruyneel L, et al. COVID-19 is having a destructive impact on health-care workers' mental well-being. Int J Qual Health Care. 2021;33(1):mzaa158.
5. Pappa S, Ntella V, Giannakas T, et al. Prevalence of depression,anxiety, and insomnia among healthcare workers during the COVID-19 pandemic: A systematic review and meta-analysis.Brain Beh Immun. 2020;88:901-907.
6. Phiri P, Ramakrishnan R, Rathod S, et al. An evaluation of the mental health impact of SARS-CoV-2 on patients, general public and healthcare professionals: A systematic review and meta-analysis. EClinicalMedicine. 2021;34:100806.
7. Marvaldi M, Mallet J, Dubertret C, Moro MR, Guessoum SB.Anxiety, depression, trauma-related, and sleep disorders among healthcare workers during the COVID-19 pandemic: A systematic review and meta-analysis. Neurosci Biobehav Rev. 2021;126:252-264.
8. Iacobucci G. COVID-19: UK had one of Europe's highest excess death rates in under 65s last year. BMJ (Online). 2021; 372:1-2.
9. Merchant HA, Kow CS, Hasan SS. COVID-19 first anniversary review of cases,

hospitalization, and mortality in the UK.Expert Rev Respir Med. 2021;15(8):973-978.

10. Y ld r m M, Arslan G, O zaslan A. Perceived risk and mental health problems among healthcare professionals during COVID-19 pandemic: Exploring the mediating effects of resilience and coronavirus fear. Int J Ment Health Addict. 2020; 20:1-11.
11. Jain S, Hammerschlag R, Mills P, et al. Clinical studies of biofield therapies: Summary, methodological challenges, and recommendations. Glob Adv Health Med. 2015;4:58.
12. IARP. Reiki in the Clinical Settings; 2021. https://iarp.org/reikiclinical-setting/ fbclid=IwAR2tmr5dfhaDgZEEZ5wDAjgKhd2CUSaBSTBuPl0MCYGBXk_Rtu6V9ctHi58. accessed on August 7, 2021.
13. Herron-Marx S, Price-Knol F, Burden B, Hicks C. A systematic review of the use of Reiki in health care. Altern Complement Ther. 2008;14(1):37-42.
14. Vitale AT, O'Connor PC. The effect of Reiki on pain and anxiety in women with abdominal hysterectomies: A quasiexperimental pilot study. Holist Nurs Pract. 2006;20:263-272.
15. Billot M, Daycard M, Rigoard P. Self-Reiki, consideration of a potential option for managing chronic pain during pandemic COVID-19 period. Medicina. 2021;57(9):867.

16. Ferraz GA, Rodrigues MR, Lima SA, et al. Is Reiki or prayer effective in relieving pain during hospitalization for cesarean A systematic review and meta-analysis of randomized controlled trials. Sao Paulo Med J. 2017;135:123-132.
17. McManus DE. Reiki is better than placebo and has broad potential as a complementary health therapy. J Evid-Based Complement Altern Med. 2017;22(4):1051-1057.
18. Senthil KP, Prabha A, Jeganathan PS, D'Souza C, Misri ZK.Efficacy of therapeutic touch and Reiki therapy for pain relief in disease conditions: A systematic review. J Psychiatr Nurs. 2014;3(1):15.
19. Singg S. Use of Reiki as a biofield therapy: An adjunct to conventional medical care. Clin Case Rep Rev. 2015;1(3):54-60.
20. Thrane S, Cohen SM. Effect of Reiki therapy on pain and anxiety in adults: An in-depth literature review of randomized trials with effect size calculations. Pain Manag Nurs. 2014;15(4):897-908.
21. Rao A, Hickman LD, Sibbritt D, Newton PJ, Phillips JL. Is energy healing an effective non-pharmacological therapy for improving symptom management of chronic illnesses A systematic review. Complement Ther Clin Pract.

2016;25:26-41.

22. Baldwin AL, Vitale A, Brownell E, Kryak E, Rand W. Effects of Reiki on pain, anxiety, and blood pressure in patients undergoing knee replacement: A pilot study. Holist Nurs Pract.2017;31(2):80-89.

23. Charkhandeh M, Talib MA, Hunt CJ. The clinical effectiveness of cognitive behavior therapy and an alternative medicine approach in reducing symptoms of depression in adolescents.Psychiatry Res. 2016;239:325-330.

24. Chirico A. Self-efficacy for coping with cancer enhances the effect of Reiki treatments during the pre- surgery phase of breast cancer patients. Anticancer Res. 2017;37:3657-3665.

25. Bremner MN, Blake BJ,Wagner VD, et al. Effects of Reiki with music compared to music only among people living with HIV.J Assoc Nurses AIDS Care. 2016;27(5):635-647.

26. Richeson NE, Spross JA, Lutz K, et al. Effects of Reiki on anxiety, depression, pain and physiological factors in community-dwelling older adults. Res Gerontol Nurs. 2010;3:187-199.

27. Diaz-Rodriguez L, Arroyo-Morales M, Fern ´ andez-de-Las-Pe as C, et al.

Immediate effects of reiki on heart rate variability,cortisol levels, and body temperature in health care professionals with burnout. Biol Res Nurs. 2011;13(4):376-382.

28. Rosada RM, Rubik B, Mainguy B, et al. Reiki reduces burnout among community mental health clinicians. J Altern Complement Med. 2015;21:489-495.

29. Buyukbayram Z, Saritas SC. The effect of Reiki and guided imagery intervention on pain and fatigue in oncology patients:A non-randomized controlled study. Explore. 2020;31:1-5.

30. Kurebayashi LFS, Turrini RNT, Souza TPB, et al. Massage and Reiki used to reduce stress and anxiety: Randomized clinical trial. Rev. Latino-Am. Enfermagem. 2016;24:e2834.

31. Notte BB, Fazzini C, Mooney RA. Reiki's effect on patient with total knee arthroplasty: A pilot study. Nursing. 2016;46:17-23.

32. Shaybak E, Abdollahimohammad A, Rahnama M, et al. Effects of Reiki energy therapy on saphenous vein incision pain: A randomized clinical trial structure. Der Pharmacy Lettre.2017;9:100-109.

33. Bowden D, Goddard L, Gruzelier J. A randomised controlled single-blind trial of the efficacy of reiki at benefitting mood and well-being. eCAM. 2011;2011:381862.

34. Yuce UO, Tasci S. Effect of Reiki on the stress level of caregivers of patients with cancer: Qualitative and single-blind randomized controlled trial. Complement Ther Med. 2021;58:102708.
35. Cuneo CL, Curtis Cooper MR, Drew CS, et al. The effect of Reiki on work-related stress of the registered nurse. JHN. 2011;29(1):33-43.
36. Hailey K, Fortin J, Pratt P, Forbes PW, McCabe M. Feasibility and effect of Reiki on the physiology and self-perceived stress of nurses in a large US hospital. Holist Nurs Pract. 2022;36(2):105-111.
37. Shore AL. The long-term effects of energetic healing on symptoms of psychological depression and self-perceived stress. Altern Ther Health Med. 2004;10(3):42-48.
38. Abdurahman F, Payne N. Reiki practitioners' perceptions of the impact of the COVID-19 pandemic on the experience, practice and future of Reiki. Complement Ther Clin Pract. 2022;46:101530. DOI: 10.1016/j.ctcp.2021.101530
39. VanderVaart S, Berger H, Tam C, Goh YI, Gijsen VM, deWildt SN, et al. The effect of distant Reiki on pain in women after elective Caesarean section: A double-blinded randomized controlled trial. BMJ Open. 2011;1(1):e000021.

40. DemirM, CanG,KelamA,AydinerA. Effects of distant Reiki on pain, anxiety and fatigue in oncology patients in Turkey: A pilot study. Asian Pac J Cancer Prev APJCP. 2015;16(12):4859-4862.

41. Shirani N, Abdollahimohammad A, Firouzkouhi M,Masinaeinezhad N, Shahraki-Vahed A. The effect of Reiki energy therapy on the severity of pain and quality of life in patients with rheumatoid arthritis: A randomized clinical trial study. Med Sci. 2019;23(96):205-210.

42. Vasudev SS, Shastri S. Effect of distance Reiki on perceived stress among software professionals in Bangalore. Int J Indian Psychol. 2016;3(58):136-142.

43. Escudero DG, Reyes-Bossio M. Stress and anxiety reduction effects of a Reiki program during the COVID-19 pandemic among employees in Lima, Peru. Holist Nurs Pract. 2022;36(5):E48.

44. Akpinar NB, Yüce UÖ, Yurtsever S. The effect of distant reiki on the stress and fatigue levels of nurses working in COVID-19 clinics: A randomized-controlled, single-blind study. Holist Nurs Pract. 2022:10-97.

45. Von Elm E, Altman DG, Egger M, Pocock SJ, G tzsche PC,Vandenbroucke JP. The

Strengthening the Reporting of Observational Studies in Epidemiology (STROBE) statement:guidelines for reporting observational studies. Lancet. 2007;370(9596):1453-1457.

46. Bonney K. The Reiki Association; 2023. https://www.reikiassociation.net/reiki-faqs. accessed Jun 15th, 2023.
47. Paterson C. Measuring outcomes in primary care: a patient generated measure, MYMOP, compared with the SF-36 health survey. BMJ. 1996;312(7037):1016-1020.
48. Thompson EA, Montgomery A, Douglas D, Reilly D. A pilot,randomized, double-blinded, placebo-controlled trial of individualized homeopathy for symptoms of estrogen withdrawal in breast-cancer survivors. J Altern Complement Med. 2005;11(1):13-20.
49. Siegel P, da Motta PM, da Silva LG, Stephan C, Lima CS, de Barros NF. Reiki for cancer patients undergoing chemotherapy in a Brazilian Hospital. Holist Nurs Pract. 2016;30(3):174-182.
50. Lee RT, Kingstone T, Roberts L, Edwards S, Soundy A, Shah PR, et al. A pragmatic randomised controlled trial of healing therapy in a gastroenterology outpatient setting. Eur J Integr Med. 2017;9:110-119.

51. Kristoffersen AE, Stub T, Knudsen-Baas O, Udal AH, Musial F.Self-reported effects of energy healing: A prospective observational study with pre post design. Explore. 2019;15(2):115-125.
52. Dyer NL, Ali A, Baldwin AL, Kowalski S, Rand WL. An evaluation of the subjective experience of receiving Reiki:Qualitative results from a pragmatic effectiveness study. J Integr Complement Med. 2022;28(9):739-748. Available online May 25. DOI:10.1089/jicm.2022.0477
53. Engebretson J, Wardell DW. Experience of a Reiki session.Altern Ther Health Med. 2002;8(2):48.
54. Benson H, Beary JF, Carol MP. The relaxation response.Psychiatry. 1974;37(1):37-46.
55. Bhasin MK, Dusek JA, Chang BH, Joseph MG, Denninger JW,Fricchione GL, et al. Relaxation response induces temporal transcriptome changes in energy metabolism, insulin secretion and inflammatory pathways. PLoS One. 2013;8(5):e62817.
56. Mackay N, Hansen S, McFarlane O. Autonomic nervous system changes during Reiki treatment: a preliminary study.J Altern Complement Med. 2004;10(6):1077-1081. DOI: 10.1089/acm.2004.10.1077

57. Salles LF, Vannucci L, Salles A, Silva MJ. The effect of Reiki on blood hypertension. Acta Paul Enferm. 2014;27:479-484.

58. Dyer NL, Surdam J, Dusek JA. A systematic review of practiced-based research of complementary and integrative health therapies as provided for pain management in clinical settings: Recommendations for the future and a call to action. Pain Med. 2022;23(1):189-210. DOI: 10.1093/pm/pnab151

59. Dyer NL, Surdam J, Srinivasan R, Agarwal A, Dusek JA. The impact of individualized complementary and integrative health interventions provided in clinical settings on quality of life: A systematic review of practice-based research. J Integr Complement Med. 2022;8(8):618-640. DOI:10.1089/jicm.2021.0413

いのちを癒す氣の力 ホリスティック・ヒーリング

2024年5月1日　第一版　第一刷

著　　　者　帯津 良一　川島 伸介

発　行　人　西 宏祐
発　行　所　株式会社ビオ・マガジン
〒141-0031　東京都品川区西五反田8-11-21
五反田TRビル1F
TEL:03-5436-9204　FAX:03-5436-9209
https://www.biomagazine.jp/

編 集 協 力　千田 洋子　堺 ひろみ
イ ラ ス ト　宮下 やすこ
校　　　正　株式会社 ぷれす
カバーデザイン　OKIKATA
本文デザイン・DTP　前原 美奈子
印 刷・製 本　株式会社シナノパブリッシングプレス

ISBN978-4-86588-136-3 C0011